瞬眠！ワキもみ&ストレッチ

MANA KOMADA
リラクゼーションセラピスト認定資格1級
赤十字救急法救急員
駒田まな

Gakken

はじめに

成功率94％なのは、快眠に必須の2要素を満たしているから

——ちゃんと眠れない悩みとは、ついにおさらばできます！

「寝ても寝てもダルさがとれない」

「早く寝ようと努力してもなかなか寝付けない」

「熟睡感を得られない」

「以前より朝起きにくくなった」

この本は、こうした「眠りに満足していない全ての人」が、気持ちよく寝落ちでき、朝までぐっすりと熟睡し、完璧に疲労回復した体でスッキリと目覚められるようになるための方法が書いてある本です。

「そんなことはありえない」

「またどうせ、よくある睡眠本と同じようなことしか書いてないいんだろ？」

そう思うのも無理はありません。多くの睡眠本は「眠る前にスマホを見るな」

とか「ハーブティーでリラックスして」とか「ぬるま湯での入浴が眠りを促す」といったことばかり同じように書いてあるうえ、「やったことあるよ」という方法も多く、効き目もどこまであるのか疑わしい方法が散見されるからかもしれません。

しかし、この本にはそんな聞き飽きたような内容は一つも書いてありません。

この本で提唱する方法「ワキもみ&ストレッチ」は、誰でも簡単に寝付きがよくなり、どんな人でも朝までぐっすりと熟睡し、スッキリと起きられる、斬新で画期的な改善策なのです。

「そんなの、あなたが勝手にそう思ってるだけでしょ?」と思われるかもしれませんが、これまで多くの方に実践していただき、**94%の方が成功している**のが、そう言い切れる自信がある理由です。

快眠は、「血液の流れ(血流)をよくする」ことと、「体にいい疲れを与える」ことで実現できます。**「ワキもみ&ストレッチ」はこれらをいっぺんに実現できる方法**なのです。

血流をよくするのが「ワキもみ」、体にいい疲れを与えるのが「ストレッチ」となります。本編で詳しくご説明しますが、ただワキをもんだり、ストレッチするだけではありません。快眠のために徹底的に研究して編み出した、私だけのオリジナルメソッドです。

快眠を誘う「体にいい疲れ」を発生させる方法である

私は現在、ボディケアサロンの経営者兼現役の「セラピスト」として仕事をしています。ボディケアサロンとは、巷によくある「全身もみほぐし」や「足つぼ」を提供するお店のことです。

その仕事を始めた理由は、14年前に「人と深く長くお付き合いできる、人の役に立てる仕事に就きたい！」と技術を学んだのがきっかけでした。多い日で**1日9時間以上もみ続け、今日までに2万人以上の人の肩や腰、体の「コリ」をほぐして疲れを解消してきました。**

私が経営するお店では、肩こりや腰痛を訴えるお客様が連日なだれ込むように入店され、まるで疲労やコリの駆け込み寺と言わんばかりになっています。

このように、たくさんの人の「疲れをとる仕事」に真剣に向き合ってきており、疲れを取る方法を伝授してきた私だからこそ、自信を持って言えることがあります。

それは、**疲れには「体にいい疲れ」と「体に悪い疲れ」の2種類が存在し「体にいい疲れ」があなたの睡眠を手助けしてくれるということです。この本で提唱する方法で、この「体にいい疲れ」を発生させることができます。**

快眠できると他のことまでうまくいくのはなぜか？

素早く寝入り、夜通しぐっすり眠れて朝から元気な生活が手に入ると、人生に余裕が生まれます。「眠るだけで余裕が生まれるなんてそんな大げさな…」と思われるかもしれませんが本当です。

「時間にもお金にも考え方にもゆとりが持てるようになり、婚活アプリで成婚しました」

「寝る間も惜しんで生活のためにトリプルワークをこなしていたけど、熟睡できるようになったらダブルワークに減らしても、余裕のある生活ができるくらい収入が上がった」

「朝から調子が悪いせいで、言葉も交わさず家族全員バラバラに過ごしていたのに、今では一家5人全員で朝ごはんの食卓を囲んでます」
「眠れない不安が全く無くなって、明日の予定を楽しみに立てる自分がでてきました」
「ずっと親と不仲なのに仕方なく同居していたのが、睡眠を改善したらイライラしなくなり、親との関係性が少しずつよくなってきました」

以上は全て、私のお客様から実際にご報告いただいたものの一例です。本当に嬉しそうにニコニコと報告してくれるのです。

なぜ睡眠に満足できるようになるだけで、人生に余裕が生まれるようになると思いますか？　詳しくは後でお話しいたしますが、一言で言うと「悪い疲れにとりつかれていた生き方をやめることで、本当のあなたが見えてくる」からです。

眠れないことに不安を抱え、熟睡感を得られないことでイラ立ち、朝から悪い疲れを感じてしまっているあなたは、本当のあなたではありません。本来人というものは、清らかで、愛をはぐくみ、与え、感謝ができる生き物なのです。それを「体に悪い疲れ」という悪魔にとり憑《つ》かれているせいで、まるで人が変わったかのように行動してしまうだけです。

「毎日決まった時間にぐっすり眠って、朝はスッキリ目覚めたい…」、人は誰でも、そう思いながら生活しています。

ところが多くの人は同時に、「そんなことできるわけがない」とも考えているのではないでしょうか？　これまで色んな睡眠法を試してみた。けれど、どうにもやっぱり、何もかもから解き放たれるような気持のいい睡眠は手に入れることはできない…。

でも、私は自信をもって断言したいと思います。「誰でも気持ちよく寝落ちして、夜通しぐっすり熟睡し、朝から完璧に疲労回復することは可能です」と。

もちろんそのためには、これまであなたが信じてきた睡眠に関する考え方や習慣を大いに改めてもらう必要があります。そう言うと面倒に感じてしまうかもしれませんが、大丈夫。この本を読み終えるころには、おそらくあなた自身すっかりその気になっているはずです。

よく「不規則な仕事だから決まった時間に寝られない」とか「ついうっかりソファで中途半端に寝てしまい、ベッドでは眠れなくなる」という声を聞くこともありますが、寝付きが悪かったり夜中に目が覚めたり、朝から不調を感じてしまうのは不規則な生活習慣のせいだけではありません。

これまで常識とされていた、例えば「夜はリラックスのためのストレッチを行う」「ベッドでは暗くして静かに呼吸を整える」「副交感神経を優位にするためにアロマで癒しを感じるようにする」といった、睡眠に関する偏った認識の積み重ねの結果とも言えるのです。

この本を読んだその日から「眠らなければいけない」というストレスを感じることはなくなります。

「寝落ちが気持ちよくて好き」「眠るのが楽しみ」「明日の朝が待ち遠しい」、そんな睡眠をとってこそ、あなたの人生は輝くはずなのです。人は誰でも「充実した今日という1日の終わり」に最高の睡眠を望み、「ワクワクした晴れやかな明日」のために、よりよい朝を迎えたいと感じています。

一人でも多くの人に、この快眠法を実践していただけたらと願っています。

2024年1月　駒田まな

CONTENTS

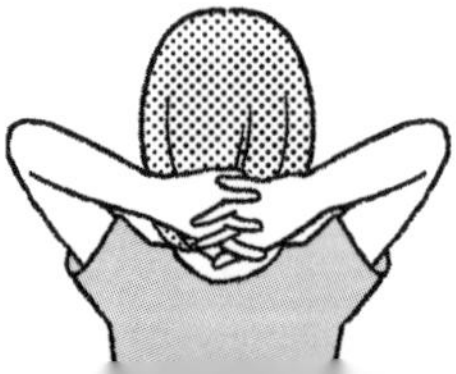

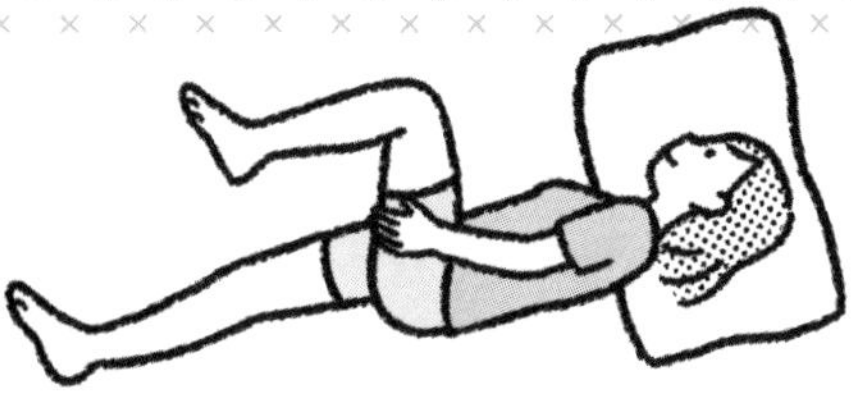

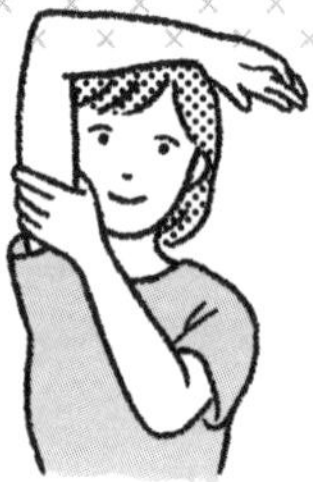

第3章

いざ実践！
朝までグッスリ&目覚めスッキリが
実現する「ワキもみ」

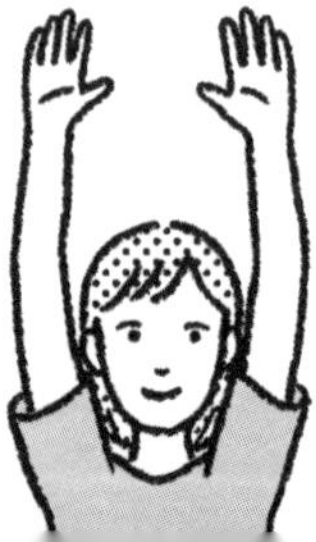

第4章

生活スタイルを変えずに睡眠時間がのばせる！「ダイナミックストレッチ」

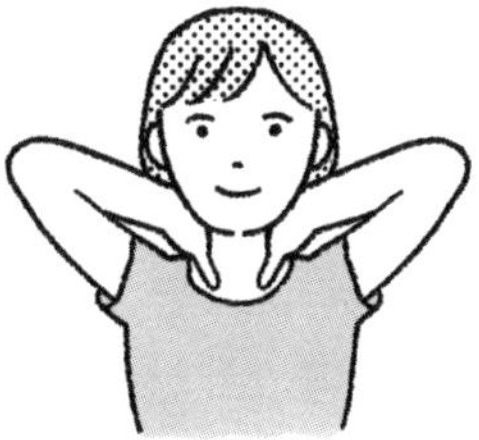

第5章

「ワキもみ&ストレッチ」による快眠で心も体も軽い晴れやかな毎日が送れる

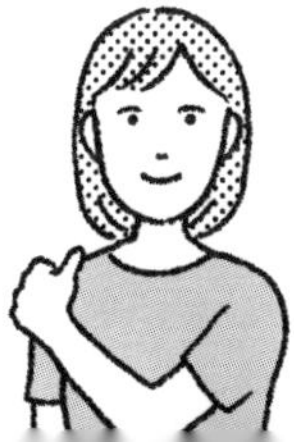

STAFF

デザイン　月足智子
DTP　茂呂田剛（エムアンドケイ）
イラスト　さとうりさ
校正　合田真子
企画協力　ブックオリティ

第1章

9割の人が知らない。世間ではびこる「間違いだらけの睡眠の常識」

▼体のガタ付き、年齢よりも不眠が原因です。

なぜだかわからないけど、関節がギシギシとキシむような感じがする。

「理由はわからないけど、毎日体が重い」

「腕を伸ばそうにもスムーズに動かず、立つだけで頭がくらむことがある」

「1日の終わりにやっとの思いで横になっても、体に痛みを感じて眠れない」

「これって、年取ってきた時の話だよね？　自分はまだそんな年齢じゃないから関係ないな」と思った方、待ってください！

というのも実はこれら、**眠れない人によくあるお悩み**ですから。

眠れないとボーッとするとは思うでしょうし、それも一種の症状ですが、体が硬かったり痛んだりも不眠によって起こりがちなのです。しかも年齢に関係なく。

そして**その疲れの蓄積のせいで、また満足に寝られなくなり、起きたら疲れが残って、という負のスパイラルに陥ってしまいます…**。

この疲れは、「はじめに」でも触れた2種類ある疲れのうち「悪い疲れ」に該当するものです。本書で、「悪い疲れ」が「いい疲れ」に変わるようにしていきましょう。

▼オーダーメイド枕で寝違えること、あります。

コロナ禍を境におうち時間が増えて、快適に眠ることが重要視されている今、年々色んなアイテムが増え続けています。眠れるサプリ、ハーブティー、音楽やアロマオイルなど、買いやすいものから値が張るものまで様々です。

中でも寝具は高級品が多く、手が届かないものも。といいつつ、ある時私はオーダーメイド枕をプレゼントしてもらったことがありました。その日は私の誕生日で、主人から「何か欲しいものある？」と聞かれて即答したのが「オーダーメイド枕が欲しい！」でした。

よく行くショッピングモールで見かける度に値段の高さに驚き、「とてもじゃないけど買えないな〜」と諦めていたのですが、実はその時の私は枕難民。いつも使っていた枕がある時突然合っていないような気がして、横になった時の「しっくり感」を味わうために色んな枕を買っては試して、を繰り返していたのです。とにかく柔らかい羽毛の枕を使ってみたり、低反発でほどよく沈む枕や、クッションタイプで弾力のある枕も試し、時には昭和を思い出させるそば殻枕も購入していたほどです。

しかし、それでも納得のいく「しっくり感」は得られずに、とうとうオーダーメイド枕の購入を決意したのです(ただし、主人のお金で)。

オーダーメイド枕は、最高の「しっくり感」と最高の寝心地でした。普段あまり物をねだらないこともあってか、プレゼントしてくれた主人もとても嬉しそうでした。「これでやっと枕難民の生活を終われる…」とホッと胸をなでおろし眠りについたのですが、その**最高の安眠は長くは続きませんでした。**

仕事や接待で忙しく、深夜に帰宅するなど睡眠時間が削られていたある日、また突然枕の「しっくり感」を味わえなくなってしまったのです。昨日まであんなに気持ちよく眠れていたにもかかわらず、急に「これじゃない感」に変わって眠れなくなってしまったのです。忙しい日が続き、睡眠だけが癒《いや》しの時間であった私は、本当に悲しくなりました。

それでも、自分がおねだりして買ってもらった枕です。主人の気持ちや値段を考えるとそうそう簡単に手放すことはできず、「なんか合わなくなっちゃったな…」と思いつつ使い続けること数日間。

ある時目が覚めると、**急に首に痛みを感じ動かせなくなっていた**のです。

慌てて接骨院へ行くと「寝違えじゃないかなぁ」と言われますが、1週間ほどの治療の末に痛みはなくなり、首も違和感なく動かせるようになりました。

それからはオーダーメイド枕を使う頻度が段々と減っていき、今まで買った枕を日替わりで使いまわし寝ていました。しかし当然それらも、「しっくり感」とはほど遠いもので、満足のいく睡眠は取れないままでした。そうして主人には申しわけないですが、オーダーメイド枕は押し入れの奥底に封印してしまったのです。

しかし、セラピストになった今だからこそ、これだけはハッキリと断言します。

ある日突然しっくりこなくなったのは、決して**枕のせいではなく、私の蓄積されすぎた悪い疲れが原因だった**のです。

健康な状態で測定した枕が合わないと感じるほどに、心身ともに不健康な状態

になっていたのです。体はコリ固まり、心は過剰労働で余裕もなく、**オーダーした時とはまるで違う肉体になっていたのが合わないと感じた原因**です。

毎日同じ生活をしているつもりでも、毎日同じ疲れとは限りません。人と接する時間が長い時もあれば、1日中パソコンとにらめっこする時もあり、毎日の生活は似ているようで違う時間の積み重ねなのです。

大切なのは、そのことを認識して疲れに敏感になること。悪い疲れを過剰にためこまず、**睡眠に最適な疲れにできれば、たとえどんな寝具であろうとも、十分な睡眠をとることができる**のです。

▼寝る前にスマホから遠ざかるって、本当にできるの?

世に溢《あふ》れる睡眠本には、寝る前のコツとして「スマホを触らないようにする」と書かれていることがとても多いです。しかし、**実際のところそれは可能なのでしょうか?**

私も昔、「寝る前のスマホを控えましょう」と書かれた本を読んで、布団の中での唯一の楽しみだったスマホゲームや動画鑑賞を控えていた時期がありました。

でもそのせいで、仕事中に先輩がトイレに行った時や、食事に誘ってくれた上司がお会計してくれている時など、ちょっとしたすきま時間にも人目を盗むようにゲームをするようになってしまい、大変な失礼をしたことがありました。

眠る前にベッドで過ごす時間は、1日の終わりに一息つける待ちに待った自由時間でもあります。寝落ちするまでの時間にスマホを触ることが、仕事で滅入ってしまった私の唯一の気晴らしだったのに、それを睡眠のために制限したために、あやうく人としての信頼を失ってしまうところでした。

眠る前のスマホは、実にお手軽に現実逃避をさせてくれます。

私にとって寝る前のスマホいじりは、好きなものを観たり聞いたりする趣味の時間と言っても過言ではありません。それを、毎日の睡眠のために我慢《がまん》しなければならないとなると、**自分の楽しみの時間も奪ってしまうようで、スマホを触れない時間はストレスさえ感じます**。

寝る時間や夜中にＳＮＳ通知やメッセージが届くこともあり、**中にはすぐに確**

認したいものもあるので、夜にスマホを触らないのは現実的に不可能に近いはずです。

でも、安心してください。「スマホでゲームや動画視聴」と「睡眠」を、天秤にかけずとも両方手に入る方法があります。私もその方法を実践してからは、しっかり**スマホゲームや漫画を堪能してから十分に熟睡できています**。ぜひ、この本で皆さんも、快適なスマホライフと熟睡を手に入れてください。

▼朝日を浴びたら、本当に気持ちよく起き上がれるんですか？

2度寝、3度寝って、気持ちよくないですか？　私も大好きなので、よ～くわかります。

でも2度寝や3度寝でギリギリの時間まで寝ていて、朝の支度を毎日バタバタとするのもしんどいもの。何か快適に起きられる方法はないかと探してみたら、**「朝はカーテンを開け、10分朝日を浴びましょう」**と書いてあるのを見付けたのです。

「これはいい！」と早速試そうと思ったのですが、その10分があるならベッドの上でまどろみたいのが正直なところ。私に根性がなさすぎるのかわかりませんが、結局続けられませんでした。

「じゃあどうしたらいいのか？」と考えたどり着いた答えが「寝る前にカーテンを開けておく生活」でした。

眠る前にカーテンを開けておけば、いやおうなしに寝ながらにでも朝日を浴びられます。その日の夜は、「これできっと明日は、2度寝なんてせずに起き上がれるはずだ！」とワクワクしながら眠りにつきました。

そして朝の5時。5月のさわやかな朝日が部屋に差し込み、空気が温められ、そして透き通った明かりの中、私は目覚めることができました。「すごい、本当に目覚まし時計が鳴る前に起きられるんだ。カーテン開けといてよかったぁ！」と思いながら…、意識が遠のいていきました。

その後の1回目の目覚まし時計でまた目が覚めて「あはっ、2度寝しちゃった

〜」なんて笑みを浮かべるとまた意識が遠のき、2回目、3回目の目覚まし時計も鳴って、気が付けばこれまでと同じギリギリの時間に起き上がっていました。

結局、朝の支度は以前と変わらずバタバタで準備することになり「あれ!? 確かに朝日で起きられたんだけどな…?」、どこかキツネにつままれたような感覚に陥ります。

その日からずっと**朝日を浴びて目が覚めるものの、やはり体は微動だにせず起き上がれない**のです。やがて**夏が近付くにつれ、日の入りは早く4時に目が覚めてしまったり、冬にはカーテンが開いているせいで部屋中が冷えて寝にくかったりと、なかなか思い通りにいかない日が続きました。**

試行錯誤の末に気が付いたのは、**朝日で「wake up(目が覚める)」はできても「get up(起き上がる)」することは難しい**ということでした。起き上がった体に朝日を浴びて体内時計のリセットはできても、朝ベッドから体を起こすには朝日を浴びるだけでは困難だったのです。

もちろん、私の大好きな2度寝や3度寝は味わえましたが、季節や天候によっては4度寝、5度寝になり、かえって寝不足を感じたり、部屋が寒くて一向にベッドから出られなかったりと、体のダルさは増すばかりでした。

睡眠のためには体内時計をリセットして規則正しい生活をすることが大切ですが、でもそれだけでは朝の体の不調は取れません。

朝の支度時間を増やしたり、朝をゆとりある時間にするためには、寝起きで感じる体の軽さと、「ぐっすり眠れた」という満足感が大切です。

この2つを味わうためにはお天道様に神頼みするよりも、この本でしっかりと正しい知識を学び、正しい行動を取るほうが、眠りの満足感は間違いなく得られるのです。

▼「夜10時〜深夜2時の睡眠が大事」はウソ

母ひとり子ども3人の環境で育った我が家では、いくつかの家庭内ルールがありました。

「人様に迷惑をかけないこと」

「人生は自己責任」

「家族間でもお願いごとは敬語で話すこと」

など、今見ても子どもには到底難しいルールだったのですが、中でも「睡眠」に関しては群を抜いて厳しい掟が敷かれていました。そのルールとは、「小学生は夜9時就寝、中学生は夜10時就寝、高校生は夜11時就寝」という、まるで軍隊さながらのものです。


私は1988年生まれで、小学6年生の時に2000年を迎えました。

しかし、家庭内ルールにより夜9時には就寝してしまうため、夜のテレビは観ることもできず、夜によく放送されていたようなノストラダムスの大予言もミレニアム問題も全くの無知。友達の話にもついていけないままに、当時は私だけが地球滅亡に対する危機感もなく学校生活を送っておりました。

なぜ家庭内で就寝時間が決められていたのかというと、当時の睡眠の常識では「夜10時〜深夜2時にかけて成長ホルモンが分泌する」と言われていたからです。成長ホルモンが一番活発になる時間帯を、「睡眠のゴールデンタイム」と言います。その時間に睡眠を取ることで子どもは大きく育ち、骨や筋肉が強い子に成長するとされていて、子どもの私もその恩恵にあずかるうちの一人でした。

その子どものころの名残で、実は私は大人になってからも「10時には眠れる生活を送りたい」と強い気持ちで毎日の生活を送っていました。とにかく寝るのが、ベッドで過ごすのが大好きなのです。

しかし、当然働いている限り10時就寝など不可能で、希望した時間に眠れない生活に不満を感じていました。そして「きっと10時に眠れていないから、2度寝、3度寝してしまうし朝も体がダルいんだ」と勝手に結論付けて、快眠を諦めていたことがあったのです。

しかし実はこれは大間違い。

昨今の研究で「夜10時〜深夜2時が睡眠のゴールデンタイム」という情報が間違いだとわかったのです。**正しくは「寝入ってから3〜4時間が睡眠のゴールデンタイム」**というもの。だから深夜12時に寝ても、朝の4時頃までは睡眠のゴールデンタイムなのです。

ではなぜ今まで夜10時〜深夜2時だと言われていたのか？　それはこの情報が提唱されていた時代の人たちが、夜10時に就寝することが多かったからだそうです。そのため今は、眠り始める時刻にこだわらずとも、誰にでも成長ホルモンが活発になる睡眠のゴールデンタイムは存在すると明らかになってきたのです。

しかしこの成長ホルモンも、深い睡眠をしている時にしか活発にはなりません。せっかく寝入っても熟睡していなければ睡眠のゴールデンタイムとは言えないのです。

だからこそ、それを活かしちゃんと疲労回復するためにも、この本の内容を実践して夜通しぐっすり眠る必要があるのです。

▼年を取らなくても不眠で悩む人は多い

「年齢を重ねるとだんだん熟睡できなくなってくる」という、睡眠の悩みの代表格。皆さんに心当たりはありますか？　私が警備で働いていた頃は、先輩や上司もうんと年上の人たちばかりのため、飲み会でもよくある自虐ネタとしてたくさん耳にしてきました。

セラピストになって睡眠指導もするようになってからの私のお客様にも、そんなふうに「昔はぐっすり眠れたのになぁ」と嘆く60歳のKさんという人がいます。

Kさんは高校・大学と柔道部で、当時の練習後は眠くて眠くて食事もままならないほど、すぐに寝てしまっていたそうです。

しかし大人になって柔道から離れたあと、変わらない食欲のままに食べていたせいか20kgも太ってしまい、それも相まってか「グッタリしているのに眠れない」という悩みを50代後半の頃から持つようになったそうです。

一方で、**若い人からも不眠の悩みが多くある**のです。

先のKさんよりもひどい不眠でお悩みの方が、私のお客様にはいました。私のお客様としては最年少となる、中学生の女の子のMちゃんです。

Mちゃんは、学校終わりに週に4回塾へ、週に1回英会話教室に通い、休みの日にもピアノ教室という多忙な女の子。息抜きはスマホで動画を観ることだそうです。出会ったきっかけは、「娘が夜眠れないらしくて…」というお母さまからのご相談でした。

お母さまの付き添いのもとお店にきてくれたMちゃんの顔色は、びっくりするほど青白く、覇気も笑顔もなく、ガリガリとまではいかなくても随分と細身の女の子で、ひどく元気がなくなった様子でした。

60歳で太ったKさんと、やせ細った中学生のMちゃんとでは、年齢も生活習慣も体型も真反対。同じなのは、睡眠に対して悩みを抱いている、という点だけです。

実はKさんとMちゃんみたいな人ほど、この本のメソッドを実践すれば確実に寝付きがよくなり、夜通しぐっすり眠れるようになります。学生時代にスポーツを本気で頑張っていた人も、今は何の運動もしていない人も。平均より体重が重い人も、平均より軽い人も。

「眠る」ことは難しいことではありません。今日から誰でも、眠れないことに悩まなくていいのです。熟睡できないことに、年齢は関係ありません。ただ眠れるメソッドを「知っているか」「知らないか」だけの問題なのです。

▼頭や首や歯が片方だけ痛い。睡眠にモロに影響します

長い間ＰＣやスマホを眺めていると、いつの間にかつい瞬きを忘れ画面に没頭してしまうものです。目は乾きショボショボ、頭は皮膚のゆるみもないほどに固まってしまっています。

私は昔からよく、頭の左側だけ痛くなることがありました。首も左側だけに違和感があり、虫歯でもないのに左側の歯だけが痛くなったりしていたのです。

飲みたくない鎮痛剤を飲んで痛みをやり過ごしていたのですが、当然「やり過ごす」だけでは原因も追究できず、また痛みに悩まされることも多々ありました。

そんな中で、過去に一度だけものすごく歯が痛くて口腔外科へ行ったことがありました。レントゲンを撮っても痛みのもとは映っておらず、口内を調べても虫歯も歯周病もない。

「じゃあなんでこんなに痛いんでしょう？」とすがる思いで歯医者さんに尋ねると、先生は私の歯並びを見てこう言いました。「うーん、もしかして、夜寝てる最

中に歯を食いしばっていないですか？」

「えっ？」と驚くと同時に、確かに心当たりがありました。

でもどうしてそんなことになってしまうのでしょうか？

私は朝、気が付くと歯をくいしばった状態で目覚めることがよくありました。アゴや首に、意識するのでもなく力が入り、歯をギュッと強く噛みしめているのです。

そんな状態の私を、先生は「ストレスが溜まっている人はよくあることですよ。クレンチング症候群といいます。肩コリがひどい人や、首がこっている人にもよく見られます。歯を食いしばることで、さらなる肩コリや頭痛も引き起こしてしまうんです」と説明してくれました。

初めて聞いた「クレンチング症候群」。先生の話を聞けば聞くほど、心当たりのあることばかりでした。歯を食いしばることでアゴの筋肉が固まり、首にコリを感じるようになる。ずっと噛みしめているせいで、頭の側面にある筋肉が緊張状態になり頭痛が起こったりする。自分では気が付かないうちに、思わぬ不調や痛みを呼び起こしてしまっていたのです。

「片方だけの食いしばりは特に危険ですよ。将来的に顔のゆがみや、残せる歯の本数も変わってきますから」とも、先生はおっしゃっていました。

ちょっとした不調も、ちりも積もれば山となるように、どんどんと未来を脅かすものになってしまいます。

肩や首、体のコリが体をむしばみ、睡眠にも悪影響を及ぼします。歯を食いしばっている状態では、当然心地のいい眠りなど手に入るわけがありません。

「若いうちは大丈夫」「薬を飲んだから、もう平気」。そんな考えで取り返しのつかないことになってしまう前に、今から、そして根本から、熟睡できない原因を突き止め、一緒に改善していきましょう。

▼精神的な疲れを解消しても眠れない理由

生活での「疲れ」は付きものです。

仕事のノルマや付き合い、重くのしかかる責任から逃げたくなっても、なかなかそうはいきません。家事や育児も、息抜きできる時間はなく、仮にあっても心からの解放は難しいものでしょう。

私はあまり人付き合いがうまくないほうなので、勤め人だった頃は会社の空気を読むだけでも精いっぱいで、毎日疲れ果てていました。経営者になってからも、スタッフに対する気遣いや横の付き合いやしがらみも多く、最初のころは独りになりたくて仕方なかった覚えがあります。

そんな疲労大国ニッポンでは、「疲れているのに眠れない」ことに悩んでいる人がたくさんいます。

ですが気が付いてほしいのは、「疲れている〝のに〟眠れない」ということは、「疲れて〝いさえすれば〟眠れる」と、皆さんは思い込んでいるということです。

となると肝心なのは、〝どう疲れていたら〟眠れるのか？　ということではないでしょうか。

私のサロンでは、様々なお疲れがなだれ込むように集まってきます。

仕事疲れ、育児疲れ、パソコン疲れ、座り疲れ、気疲れ…。挙げ出したらキリがないほど、お店は色んな種類の疲れで溢れかえっています。

しかしいくら「疲れていれば眠れるのに」とは思っていても、仕事や悩みなどのストレスを感じる場合の疲れについては、眠りに適した疲れではありません。

一般的に**「疲れ」には、「肉体的な疲れ」と「精神的な疲れ」の2種類が存在します。**

1日中パソコンとにらめっこしたり、上司や取引先との接待で気疲れをしたり、将来への不安や就職活動での悩みは「精神的な疲れ」にあたります。多くの睡眠本でも眠りに悩む人は、このような精神的ストレスによる自律神経の乱れが原因と書かれていることが多いでしょう。

しかしその認識は、大いなる落とし穴です。

なぜならば、**皆さんが抱く眠れないことへの悩みの種は「肉体的な疲れ」も大きな原因になっている**から。

そう聞くと「特に何か運動しているわけでもないのに肉体疲労？」「体の疲れといっても、ジョギングはしてないし、ジムで筋トレとかもしていないけど」と思うかもしれません。

しかし肉体的な疲れというものは、「運動による疲れ」とは別に、実は「運動不足による疲れ」も存在するのです。

そしてこの**「運動不足による疲れ」こそが、体に悪い疲れとなって蓄積し、皆さんの睡眠を妨害し、結果として精神的ストレスにもなってしまう**のです。

生活での「疲れ」は憑きものです。体がずっしりと重く感じたり、だるさや倦《けん》怠感《たいかん》に襲われたり、気分の落ち込みにも繋がったりする「体に悪い疲れ」は、まるで何かにとり憑かれているのではないかと思うほどに、体にも心にも悪い影響を与えてしまいます。

上質な眠りに必要なのは、体を動かした時に感じる疲れです。近くのスーパーまで歩いたり、駅の階段を駆け上がったり、適度に心拍数が上がるような疲れが「体にいい疲れ」なのです。

溜まれば溜まるほど快眠から遠のいてしまう「体に悪い疲れ」を、この本で一緒に振り払いましょう!

▼深呼吸するだけでは快眠にたどりつけない

「深く眠るためには深呼吸をして気分を落ち着かせ、体の緊張をなくしリラックス状態にすると、よく眠れるようになります」

これは、世の中に溢れかえるほど存在している睡眠本に必ずと言っていいほど書いてある一文です。眠りに悩みを持つ皆さんも、一度は目や耳にしたことがあるのではないでしょうか？

私も昔は眠れない日に意識して深呼吸をし、体をだらんと脱力させ、よく眠れるように努力したことがありました。

羊を数えるように呼吸の数を数え、息を吸う時よりも吐く時のほうが長めになるように、吸って止めてゆっくり吐いてを繰り返す。手足を少し布団から出して大の字になり、呼吸によるお腹のふくらみを感じてみる。

しかし、どれくらい時間が経ったのか、ようやく眠気を感じ「これで熟睡できる…」と夢うつつで眠りにつくものの、寝がえりで目が覚めてしまったり、朝早すぎる時間に起きてしまったりと、努力した割には結局よく眠れたというほどには満足できませんでした。

その後も何度か寝る前に挑戦してみたものの、やはり納得のいくような熟睡や朝からの元気は手に入らず、結局満足のいく睡眠は得られなかったのです。

一体ぜんたい、どうして熟睡できないのか？　よりよい眠りのために深呼吸をすることは、睡眠法の最後の砦同然であり、確実な必殺技と言っても過言ではないはずです。

しかし、当時の私は大事なことに気が付いていなかったのです。

それは、私が**「体の緊張」をなくした〝つもり〟になっていただけで、実は全くなくせていなかったことが原因**でした。

皆さんは、「体の緊張」と聞くとドキドキしたりハラハラしたり、発表会の前のような手に汗を握り、肩をギュッとすぼめてしまうような状態を想像しませんか？

実は私もセラピストになる前はそう思っていて、体の緊張というものは、自分の緊張した気持ちや感情に繋がって起こるものだと思っていました。だから心がほぐれてリラックスをしていれば、体の緊張もほぐれると思い込んでいたのです。ベッドの上で仰向けの状態で脱力して、手足を大の字に広げて深呼吸をしてリラックスすれば、それが体のリラックスでもあると思っていました。

しかしそれが大きな間違いだったということを、私はセラピストになってから知りました。**体の緊張は自分の意識とは関係なく、本人が気付かないところでも、日常的に起きてしまっているもの**だったのです。

結論からお伝えすると、**「体の緊張」とは「体を支える筋肉が張り詰めている状態」**を指しています。例えば、長時間イスに座ったせいで背中や腰が痛む時。それらは**同じ姿勢が長く続いたことで体に負担がかかり、筋肉が張り詰めたまま固まってしまったことが原因**です。

また、パソコンの画面を１日中見ていて首が動かしにくくなってしまったりなど、体を支える筋肉が固まったり動かすのが困難になってしまうことを、体の緊張と呼ぶのです。

この状態が続くと、痛みや違和感だけでなく、筋肉を通る血液の流れが悪くなり、体の巡りが滞ってしまうのです。

よい眠りに酸素は欠かせません。筋肉が動かされず張り詰めてしまっているせいで血液の循環が滞り、酸素を十分に体の隅々にまで届けられないことが、熟睡できない原因となるからです。

深呼吸で心をリラックスさせていたつもりが、何もせずにただベッドの上でゴロンと横になるだけだった私の体は、緊張しっぱなしでした。どうりでリラックスできずに眠れなかったわけです。

皆さんは今日、何をしても満足のいく睡眠が取れなかった過去に、決別する時がやってきました。眠れないからといって、生活習慣やライフスタイルを見直す必要はありません。年齢や性別も関係なく、誰しもがぐっすりと熟睡できる方法は確実にあります。

「体にいい疲労を与えること」で気持ちのいい寝落ちを体感し、「血流をよくする」ことで夜通し目が覚めることもなくぐっすりと熟睡し、爽やかな幸せを感じる朝を迎えられるのです。

そんな毎朝を味わってみたい、と思いませんか？

大丈夫！　正しい快眠法を身に付ければ、誰だって毎晩をおだやかな気持ちで眠れ、最高の朝を迎えることができるのです。

▼寝付く前と寝付いた後を、ちゃんと分けて考えていますか？

「熟睡感を得るために、あなたがやっていることは何ですか？」

そう聞かれると大抵の人は「寝付きをよくする方法」についてお話をされることが多いです。

「眠る前に軽い運動を心掛けるようになりました」
「就寝前はアルコールを控えています」
「シャワーではなく、湯舟に浸かるようにしています」
「布団に入ったら、SNSを控えています」

など、早く眠りにつくために、普段から気を付けていることを皆さんは嬉しそうに伝えてくださいます。私も「凄いですね」「そんなことまでやってるんですね」と相槌を打ちながらニコニコと耳を傾けてしまうのですが、次の質問で大抵の人は黙ってしまいます。

「寝付きをよくするための努力はわかりました。では寝付いた後に、夜通しぐっすり眠るためにしていることを教えてくれませんか？」

昨今の睡眠ブームにより、私たちは「睡眠の質の向上」についての情報をとてもたくさん手に入れることができるようになりました。しかし、その多すぎる情報のせいで「自分に必要な正しい情報」を見付けられずに迷子になっている人が多いことも事実です。特に、寝付く前よりも、寝付いた後のことがよく理解できていない印象があります。

本来睡眠とは、自然と落ちてくるまぶたに身をゆだねるのが理想であり、心掛けたり過剰に努力したりして躍起になって手に入れるものではありません。眠たくなったから寝るという当たり前の睡眠が「努力しても努力しても手に入らない」というものであっていいのでしょうか？

そのうえ「寝付きをよくする方法」は世の中にごまんと溢れているにもかかわらず、「夜通しぐっすり熟睡し、朝に不調を感じない方法」については、まだまだ多くの人は知りません。

だから「寝付きがよくなりさえすれば、ぐっすり熟睡できる」という間違った思い込みに踊らされてしまうのです。

これまで、**「寝付きをよくする方法」と「熟睡する方法」は別のもの**だと知る機会がありませんでした。つまり、**早く眠れる努力をしたところで熟睡感が得られない**のは、誰であろうとむしろ当然のことなのです。

でも諦める必要はありません。今日をもってあなたは正しい情報を手に入れることができます。

私と一緒に「気持ちのいい寝落ちの仕方」と「朝までぐっすり熟睡できる方法」について学び、実践していけば、誰でも睡眠に満足できる充実した毎日を手に入れることができ、朝から不調を感じない最高の気分を味わうことができますから。

第2章

なぜ「ワキもみ」だけでこんなに快眠ができるようになるのか？

▼緊張を解きほぐし、血流をよくするのが基本中の基本

熟睡できるように色んな方法を試し努力をしても、結局早くは寝付けなかったり、夜中に目が覚めてしまったり、朝から感じる不調はなかなか取ることができない。睡眠に効くサプリメントを飲み、寝る前にストレッチをしたり…。それでも満足のいく睡眠を体感するのは、至難の業だと言う方も多いでしょう。

しかしそれは中途半端な情報に踊らされて、いつまでも間違った方法で睡眠を取ってしまっているからです。

眠れない負のスパイラルから抜け出す方法はただ一つ。「寝る前に体の緊張をなくし、血液の流れをよくする」ことです。

ではなぜ、こうすることで、朝までぐっすり熟睡し、あらゆる疲れを完璧に回復させることができるようになるのでしょうか。

答えは極めて簡単。**たくさんの栄養素を含んだ血液を体中に巡らせ、脳に十分な量の酸素を届けることで、深く眠れるようになるから**です。そしてぐっすり熟睡できることで回復し、朝からスッキリと疲労を感じず起き上がれるようになります。

体の緊張と聞くと、不安やドキドキから体が硬直しているような状態を思い浮かべますが、**運動不足や同じ姿勢でいる時間が長くて筋肉が動かされずに固まっている状態も、体の緊張の一種。**ですから想像以上に、私たちの体は常日頃から緊張状態にあるのです。

それを夜に眠る時だけベッドで横になり脱力しても、リラックスしたつもりになっているだけで本当はずっと緊張が続いてしまっているというのが、熟睡できない原因なのです。

そしてもう一つ。熟睡のためには「早く寝付く」ということも欠かせません。深く眠れて熟睡できたとしても、寝付きが悪ければ睡眠時間は削られてしまい、理想とする睡眠を手に入れられないからです。


睡眠における悩みの種類は、人それぞれで違います。

「最初からなかなか寝付けずにいる」

「夜中に急に目が覚めてしまい、そのまま寝付けなくなる」

「眠りが浅く、朝から不調を感じてしまう」

でも安心してください。これらは全て、「血液の流れをよくすること」と「(前項でも何度も触れてきた通り）体にいい疲労を与えること」で快眠ができるようになるため、解決できます。

▼運動よりも、筋肉のコリの解消が最優先

「体の緊張をほぐし、血液の流れをよくすることが、熟睡できるコツです」

そう言われると「じゃあ食べ物にも気を遣わなきゃ」とか「ヨガやピラティスに通って体の巡りをよくしないと」と思われるかもしれませんが、実はそれは熟睡するための正解ではありません。

なぜかというと、私のお客様にヨガインストラクターさんやパーソナルトレーナーさん、オーガニックにこだわる栄養管理士さんがいるのですが、皆さん「眠れない」というお悩みをお持ちだったからです。

ヨガインストラクターのU先生は、40歳でヨガに目覚め46歳でインストラクターになり、独立後自宅の隣の空き家だった物件を買い取り、ヨガ教室に改築し

て1日5回もの少人数制のヨガレッスンを行うくらい、バリバリの働き者で美ボディをお持ちの小柄な女性です。

ヨガと出会う前は体重が75kgだったそうですが、現在では49kgまで落ち、1日5回／週6日レッスンを行い、他店で活躍する現役のインストラクターの人をも生徒に持ち、ハマったらとにかく一直線。

そんなやりがいのある好きなことを仕事にした彼女でも、家庭や生徒さんへのストレスや悩み、眠れないことでのイライラもあり毎日ヘトヘトになっていました。

ヨガの最中はどんな時もニコニコしているU先生ですが、私のお店でもまれる時は、とにかく愚痴《ぐち》のオンパレード。体を揉みほぐされながら、溜まったストレスやイライラを言葉にしてデトックスしているのでしょう。その矛先は当然私にも向けられました。

「まなさん。私、本当に寝付きはいいんです。毎日エネルギーを使い果たしてはクタクタで、ドラえもんののび太君くらい早く眠れるんですよ」と自慢げに寝付きのよさを教えてくれるU先生。

「でも1日中ヨガをやって毎日こんなに体にいいことをしているはずなのに、熟睡できないなんて、おかしくないですか？　朝も起きるのが本当に辛くて…。毎日嫌になっちゃうの」とため息まじりに私に言いました。

そして、「**ヨガって血流もすごくよくなるんですよ！　全身の筋肉を使って伸ばして、すごく運動になるんです。なのに熟睡できない**って…。まなさん、話が違うじゃない？」と言われてしばしの間が流れた後、あははと笑いながら怒られるのを承知でU先生に言った言葉があります。

「そうですねぇ。だってU先生のお体には、**血流をせき止めてしまうコリがありますから**ねぇ」


そうです、U先生がどれだけヨガをして血液の流れをよくしても、その流れを邪魔するコリが体にある以上は、血液の流れがいいとは言えず、実は体の緊張もなくならないのです。

それを聞いたU先生は驚いた様子で「えっ、じゃあ私は血流がよくないってこと!?」と枕から顔を上げて聞いてきました。ここで図1をご覧ください。

↓53ページ図1参照

通常の血流　図1

通常の血流

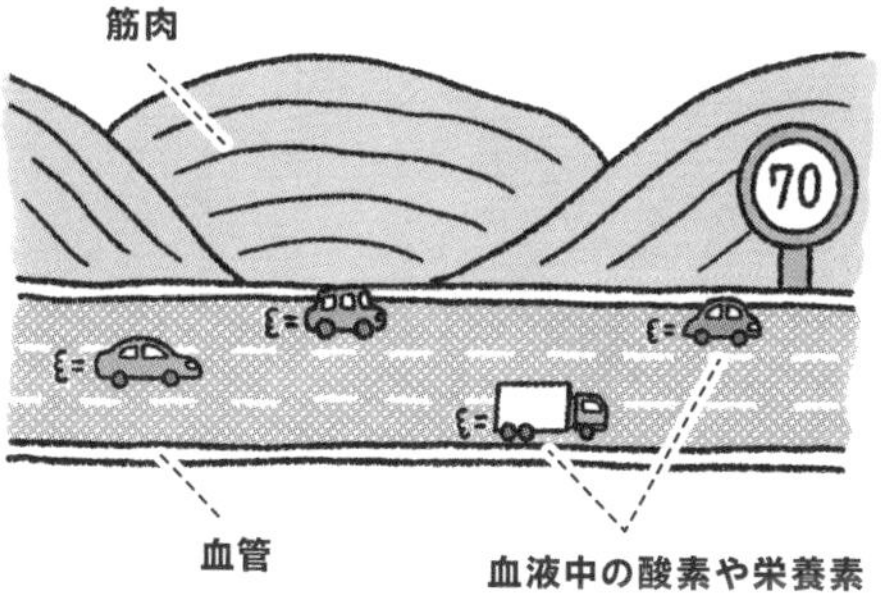

健康な人の心拍数を70だと仮定して、通常の血流を70km/hと例えるとする

運動時の血流

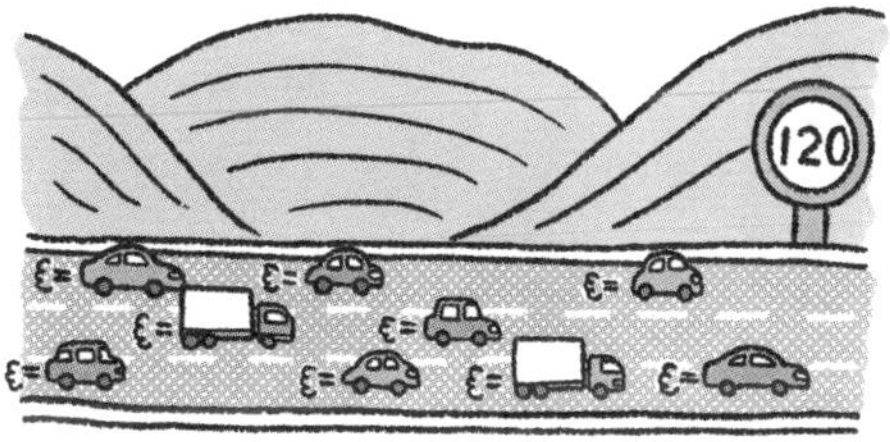

運動時は血流が120km/hと速くなり、酸素や栄養素を早く全身に届けることができる

コリがある場合の血流

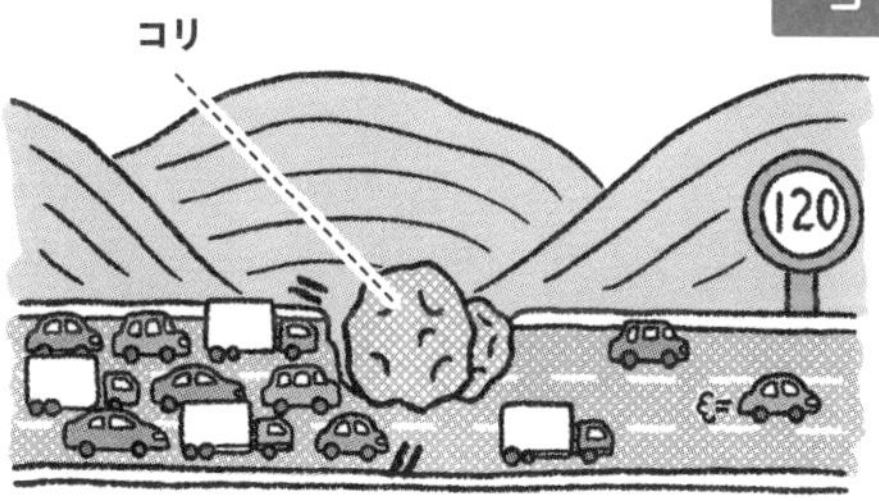

コリをなくさない限り、どれだけ血流をよくしようと気を付けても、渋滞してしまう。コリは血流の障害物なのです

図1は、血管を道路だと仮定して、血液の中にある栄養素や酸素を道路で走る車に見立てたものです。平常時は上段ですが、ヨガや運動をして血流がよくなると道路の交通量が増えて中段となります。下段は、コリのある状態の筋肉です。こうなってしまうと、いくらU先生が筋肉を伸ばしたり血流を促したりしても、コリがある限りはどうしても血流がスムーズにならないのです。

何もない道路であれば、交通量が多くても車はスムーズに移動しますが、例えばコリという障害物のために片道車線になってしまった場合には、当然車の渋滞が起こってしまいます。

それではいくら血液の流れをよくしたとしても、筋肉のコリの部分がせり出して道路が整備されていない限り、血流は滞ってしまうというわけです。

「だから、U先生がヨガで血流を活性化したのを無駄にしないように、私がコリをほぐすことで道路を整備しますね」とほほ笑むと、U先生はバツが悪そうに「そういうことね」と納得してくれたようでした。

激しい運動や心臓の鼓動が脈打つような運動で、血液の流れをよくすることはできても、コリが存在する限り血流を滞らせてしまいます。せっかく運動したのに流れが悪いだなんて、そんなもったいないことは今日でやめましょう。

体の緊張をほぐすには、まずは最優先で筋肉のコリをほぐす必要があります。どれだけ運動をしてもコリが邪魔する限り、私たちがぐっすり熟睡することは不可能なのです。

だからこそ、深く眠れるよう血流をよくするためには、まずは体のコリを改善していかなくてはならないのです。

▼痛みやコリは、感じなくなった時のほうが怖い

長くお店を経営していると、本当に色んな不調のお客様にお会いします。眠れない方はもちろん、肩や首に痛みを感じる方や、脚のむくみが気になる方など十人十色。

いつも施術を始める前に「本日、特に気になる箇所はございますか？」とお聞きしてからもみ始めるのですが、「今日は腰が痛くて～」とおっしゃるのでもんではみたけれど、明らかに肩のほうがこっているお客様がいたりします。さらには、「肩とか首はあんまり気にならないかな」と言いつつ、実はコンクリートのよ

うに固くかたまっている方もしばしば。

実は体の不調というものは、自分がつらいと感じる場所とは違う部位のほうに、原因が溜まってしまっているなんてことがよくあります。今までに
「数日前まで肩コリが気になっていたけど、どうしてか最近はあまりこらない気がする」

「朝起きたら突然、首が寝違えてしまった」

「急なぎっくり腰で大変な思いをした」

などの経験があるとしたら、それは完全に「コリなど不調に自覚がない人」です。

そして、もし今あなたがこの本を読みながら「へぇ、そんな人もいるんだな」なんて他人事のように思っているなら、もしかしたらあなたも自覚がないだけの要注意人物かもしれません。


なぜ自覚のない人が要注意人物かというと、首の寝違えや腰のぎっくりは、筋肉が柔軟な健康体の人は、老化やヘルニアの場合を除きほとんどならないからです。

疲労やコリで引っ張られ続けた首や腰の筋肉が、ある日を境に何かのキッカケで限界を迎えてしまい、動かせなくなってしまうことで、寝違えやぎっくり腰は

起きてしまうのです。

それを「突然朝起きたら」とか「くしゃみの拍子に急に」などと感じるだけで、実は**限界を迎えてしまう前から、痛みや違和感のサインは出ている**のです。

そして「首がこっているけど今はもまれに行く時間もないし…」「腰が痛いけど、マッサージ店がありすぎてどこに行ったらいいかわからないし」などの理由を付けて放置していると、いつの間にか痛みや違和感がなくなってしまうものの、ある日突然の限界がくるまで気が付けないのです。

つまり**自覚のない人は、自覚があった時期を無視し続けている果ての状態**なのです。動けなくなってからやっとコリに目を向けていては、間に合うものも間に合いません。痛みやコリなど違和感、少しでも何か気になった時は病院や接骨院に行くのでもいいですし、自分でマッサージをするなど、不調を労わるアクションを起こしてください。

そうすれば、寝違えやぎっくり腰で生活に差し支えることなく、平和な日常を送れます。毎日の睡眠に加え毎日の健康のためにも、コリなど不調のサインを無視し続けないよう心掛けてくれることを願っています。

↓58ページ図2参照
↓60ページ図3参照

こうして筋肉は緊張し、コリが生まれ、痛みが発生する

図2

①筋肉が健康な状態

血流がよく、筋肉も柔軟性がある。ケガをしにくい

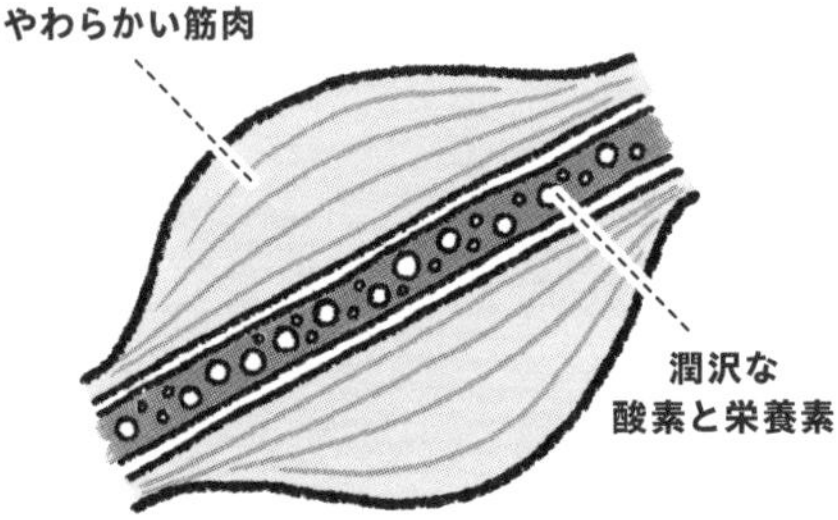
やわらかい筋肉
潤沢な酸素と栄養素

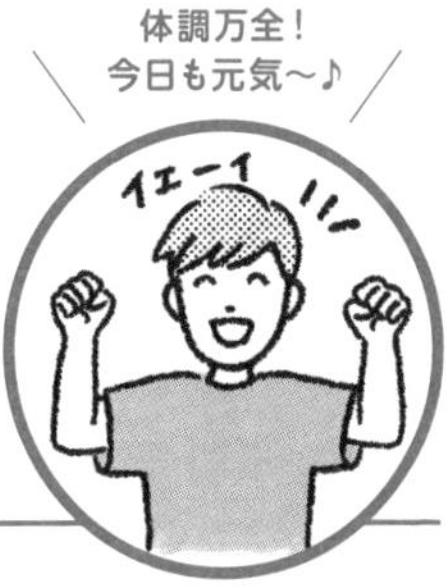
体調万全！今日も元気～♪
イエーイ

②筋肉が緊張している状態

筋肉が張り、血管を圧迫し始める。関節が伸びにくくなる

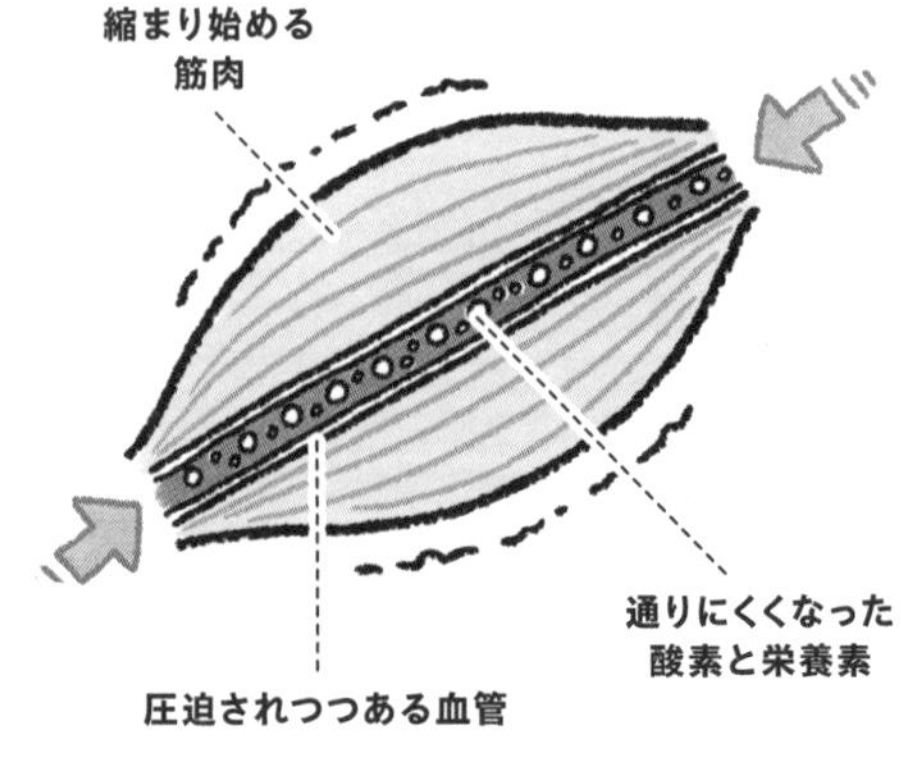
縮まり始める筋肉
通りにくくなった酸素と栄養素
圧迫されつつある血管

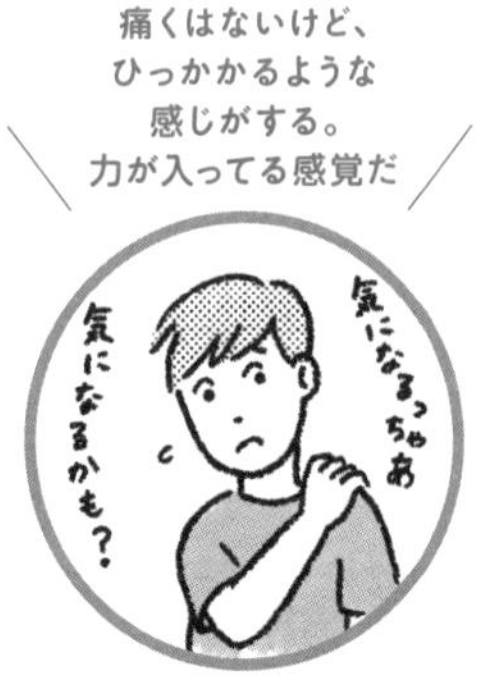
痛くはないけど、ひっかかるような感じがする。力が入ってる感覚だ
気になるっちゃあ
気になるかも？

③筋肉にコリが発生した状態

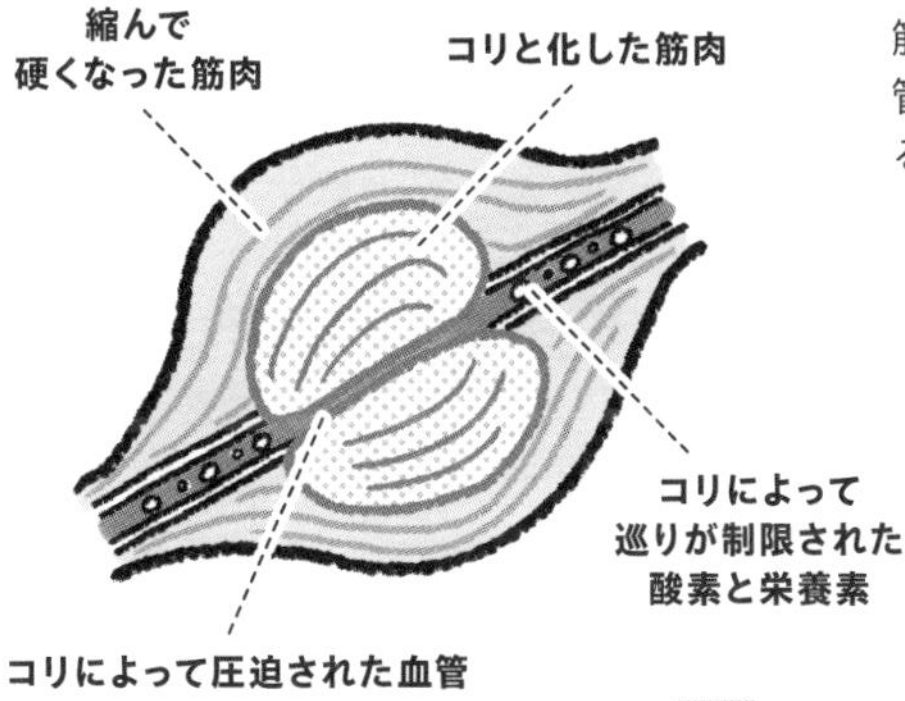

縮んで
硬くなった筋肉
コリと化した筋肉
コリによって
巡りが制限された
酸素と栄養素
コリによって圧迫された血管

筋肉が縮んだまま固まる。血管を圧迫し、血流が滞る。触るとしこりがある

触っても肩を
まわしてもゴリゴリ、
ボキボキ音がする…
気になるけど
痛くはないからなァ〜

④コリから痛みを感じる状態

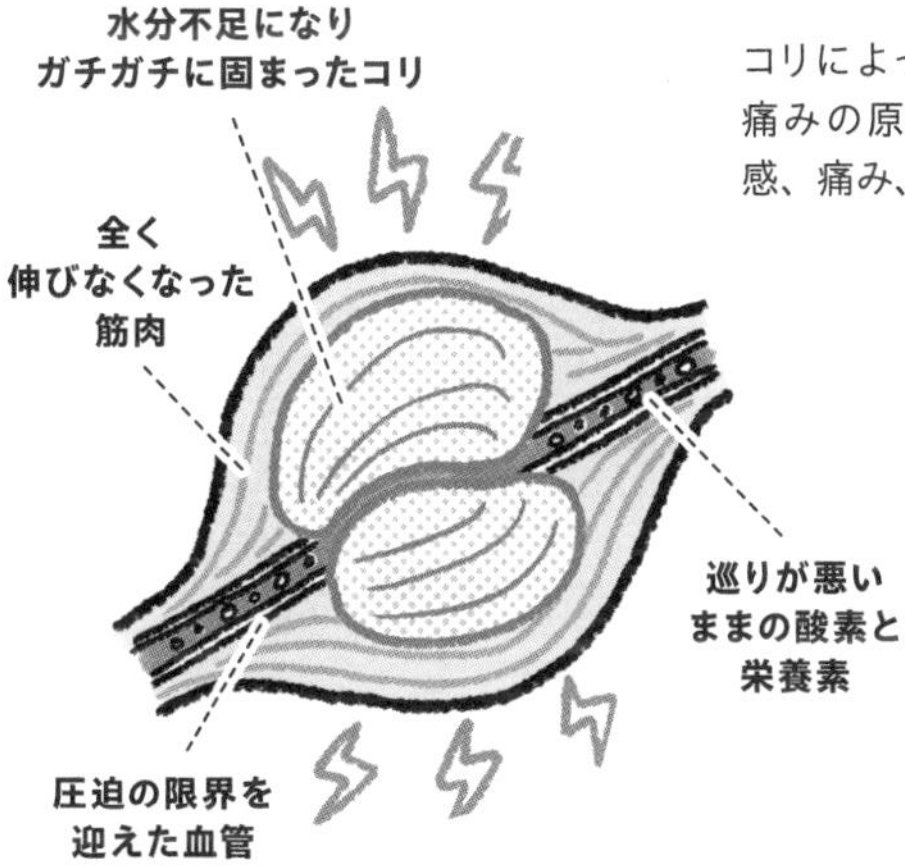

水分不足になり
ガチガチに固まったコリ
全く
伸びなくなった
筋肉
巡りが悪い
ままの酸素と
栄養素
圧迫の限界を
迎えた血管

コリによって圧迫され続けた血管から、痛みの原因物質が発生する。常に不快感、痛み、しびれ等を感じるようになる

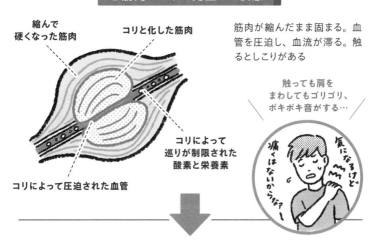

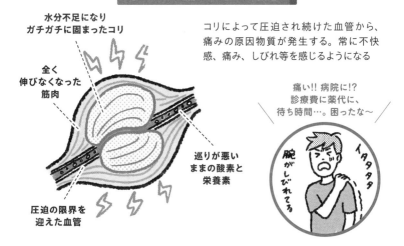

痛い!! 病院に!?
診療費に薬代に、
待ち時間…。困ったな〜
イタタタ
腕がしびれてる

コリはないほうがラク、ではなく、放置すると後でとんでもない目に遭う…

図3

自覚のある人は

痛みを感じる前でも、コリや張りを解消しようとするので、悪化しにくい。病気にもなりにくい。

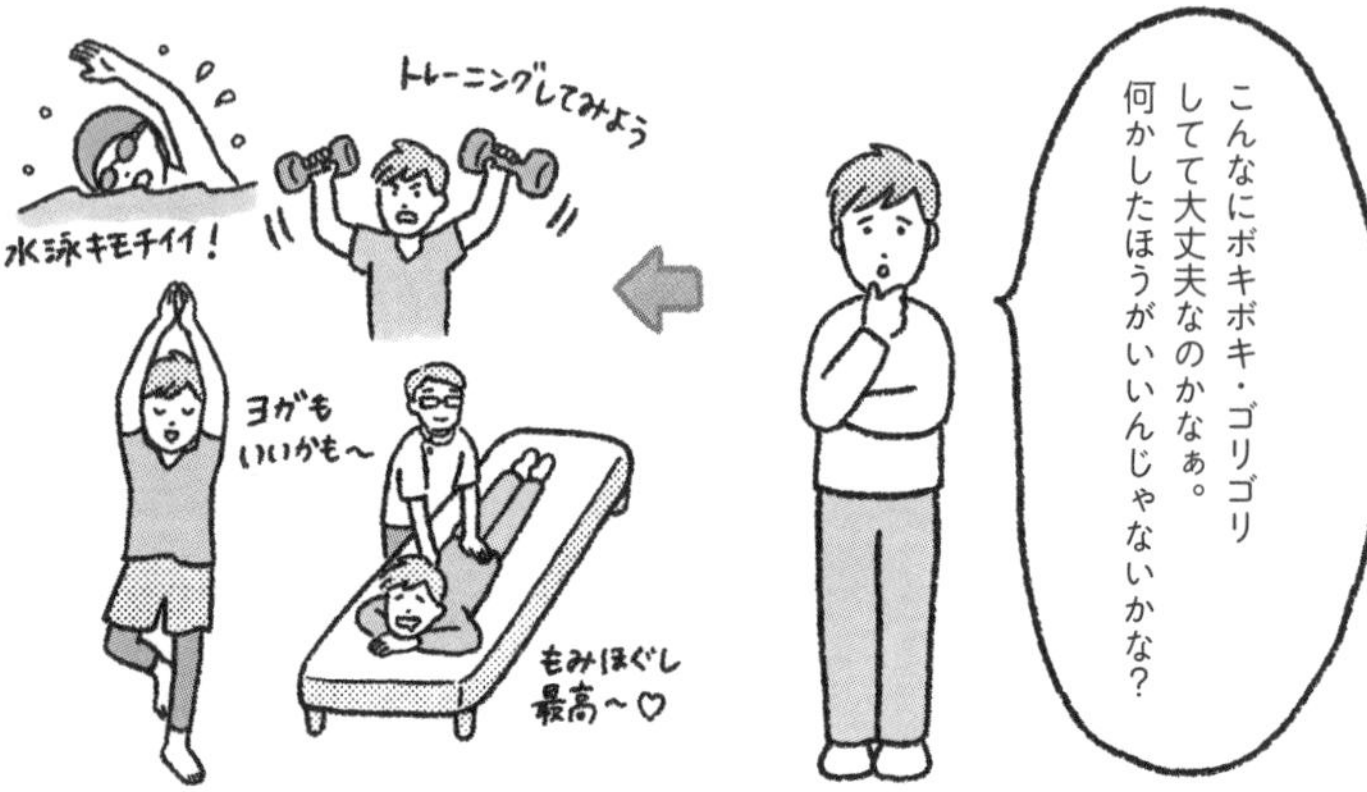
こんなにボキボキ・ゴリゴリ
してて大丈夫なのかなぁ。
何かしたほうがいいんじゃないかな?
水泳キモチイイ!
トレーニングしてみよう
ヨガもいいかも〜
もみほぐし最高〜♡

自覚のない人は

痛みがないからといって、コリや張りがなくなったわけではなく、ずっと疲れは蓄積している。コリの部位によってはゴリゴリのサインもない所があるので、定期的に疲れをリフレッシュしましょう。

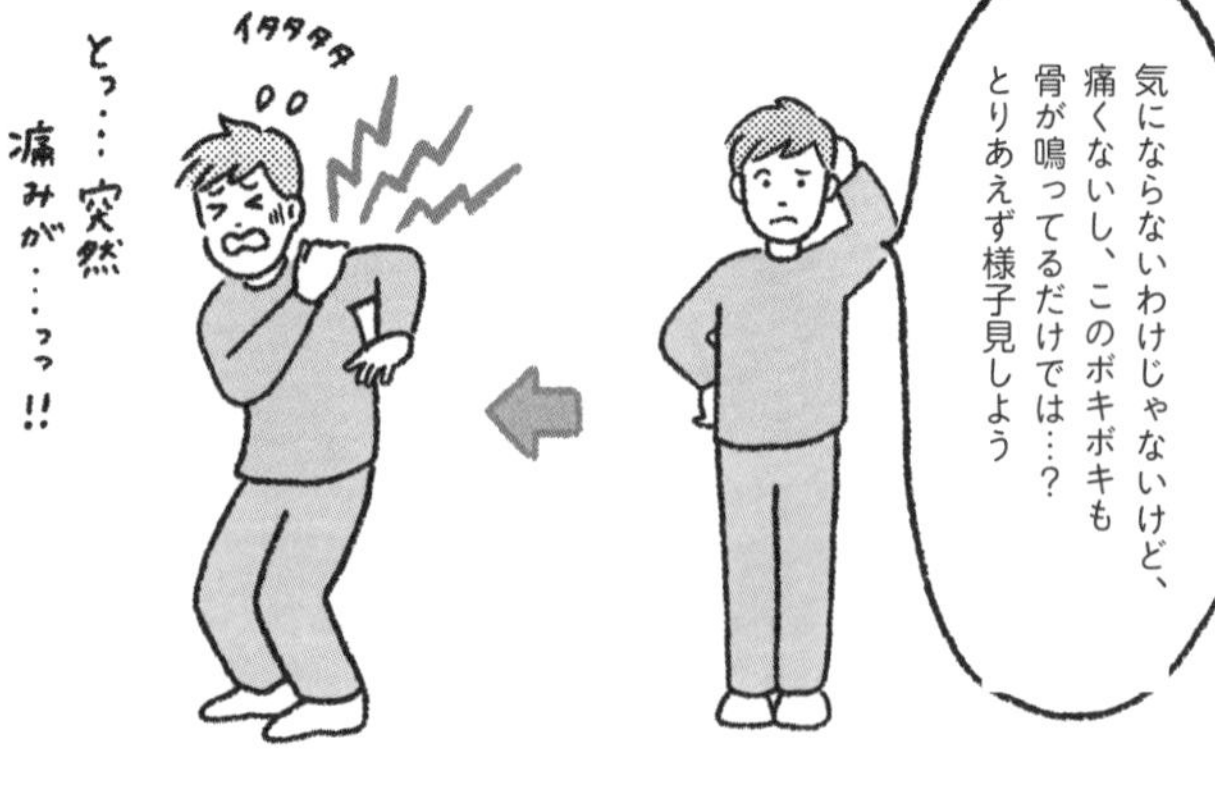
気にならないわけじゃないけど、
痛くないし、このボキボキも
骨が鳴ってるだけでは…?
とりあえず様子見しよう
イタタタタ
とっ…突然痛みが…っっ!!

眠れない人の9割は肩にコリがある

自覚がある・なしにかかわらず、肩や腰のコリによる痛みや違和感に悩まされていた経験をお持ちの人は多いと思いますが、皆さんはいつ頃から、それを感じ始めましたか？　私はというと、高校生の時から肩コリを感じていました。少ないバイト代を使って整体に通うほど、肩のコリには悩まされたものです。

肩コリというと、昔はおばあちゃんやおじいちゃんの肩もみをしてお小遣いを稼ぐなど、「大人がなるもの」というイメージでしたが、昨今はパソコンやスマホが中心という生活環境の変化により、若い人でもコリによる不調を訴える時代になりました。

中でも、フルカラーになったことで教科書の重さが増し、小学生が肩や腰の痛みを感じる「ランドセル症候群」なんてものも存在するようです。体のコリは、もはや大人だけの問題ではなくなりました。

肩コリにともなうよくある症状として、「引っ張られている感じがする」「奥のほうに痛みを感じる」「頭痛がする」「腕にしびれがある」などがよく挙げられますが、実は肩コリの人が見落としてしまっている重要な症状があります。それは「酸欠」。

筋肉は本来、外部からの衝撃を守ってくれる働きも持ちますが、**コリ固まり過ぎると柔軟性がなくなり、呼吸時に広がる横隔膜や肺までもを抑え込んでしまい、気が付かないうちに酸欠になってしまう**のです。↓63ページ図4参照

肩がこると肺が広がらないために呼吸が浅くなってしまい、普通に生活しているつもりなのに、まるで水中にいるような息苦しさを感じてしまいます。「でも、息が苦しいのはさすがに気が付くんじゃないの?」と思われるかもしれませんが、肩のコリというものは突発的に発生するものではありません。毎日の姿勢や動きや悪い疲れにより少しずつ固まっていくので、**日に日に呼吸が浅くなっていくごくわずかな変化には、誰も気が付けない**のです。

そうして気が付かないうちに、私たちは**「隠れ酸欠」に陥り、睡眠に必要な酸素を取り込めない体になってしまっている**のです。

肩コリは血液の流れを妨げるばかりか、睡眠に必要な酸素までも制限してしま

「健康な人の呼吸」と「肩コリの人の呼吸」は全然違う

図4

健康な人の呼吸

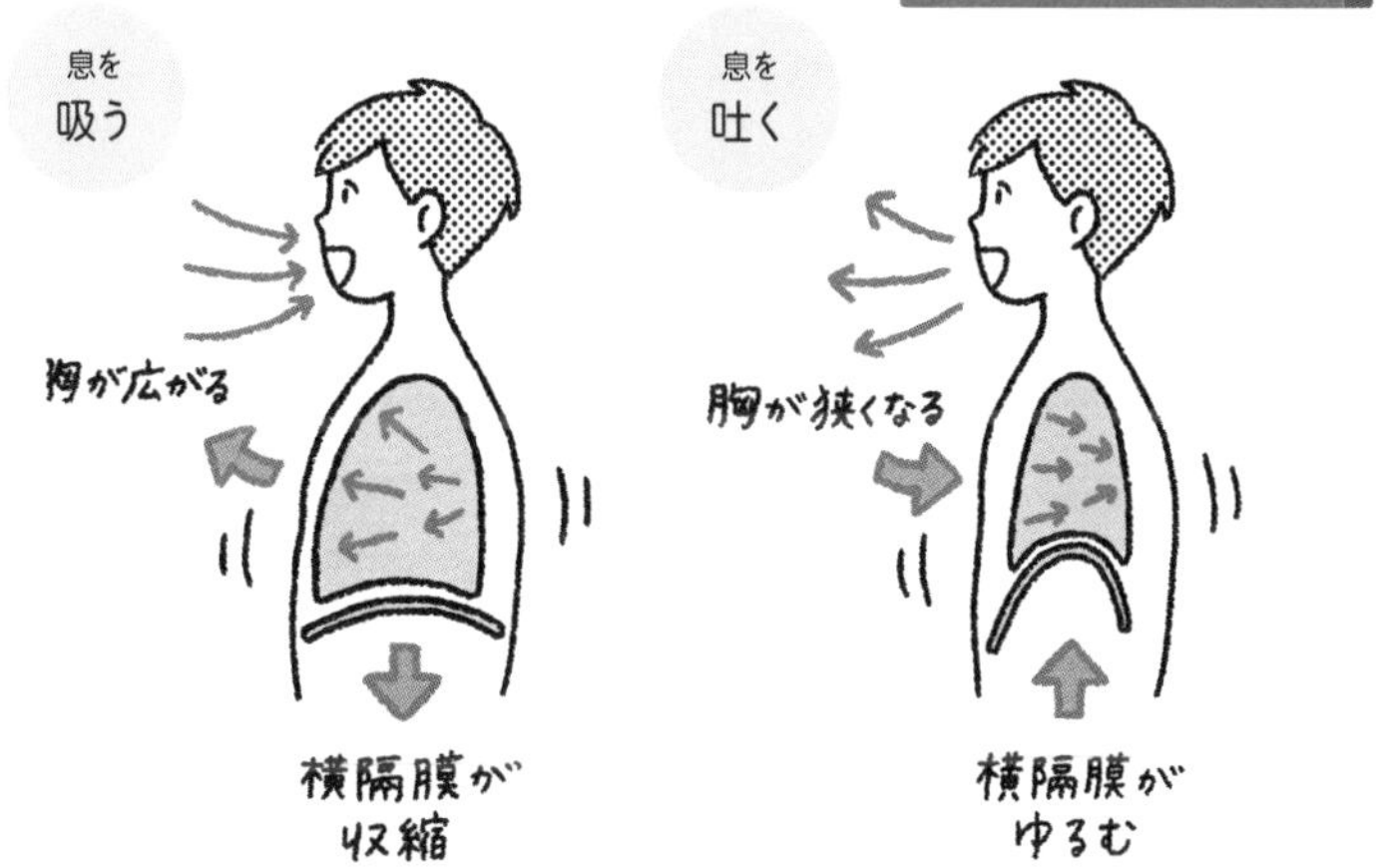
息を
吸う
胸が広がる
横隔膜が
収縮
息を
吐く
胸が狭くなる
横隔膜が
ゆるむ

肩コリの人の呼吸

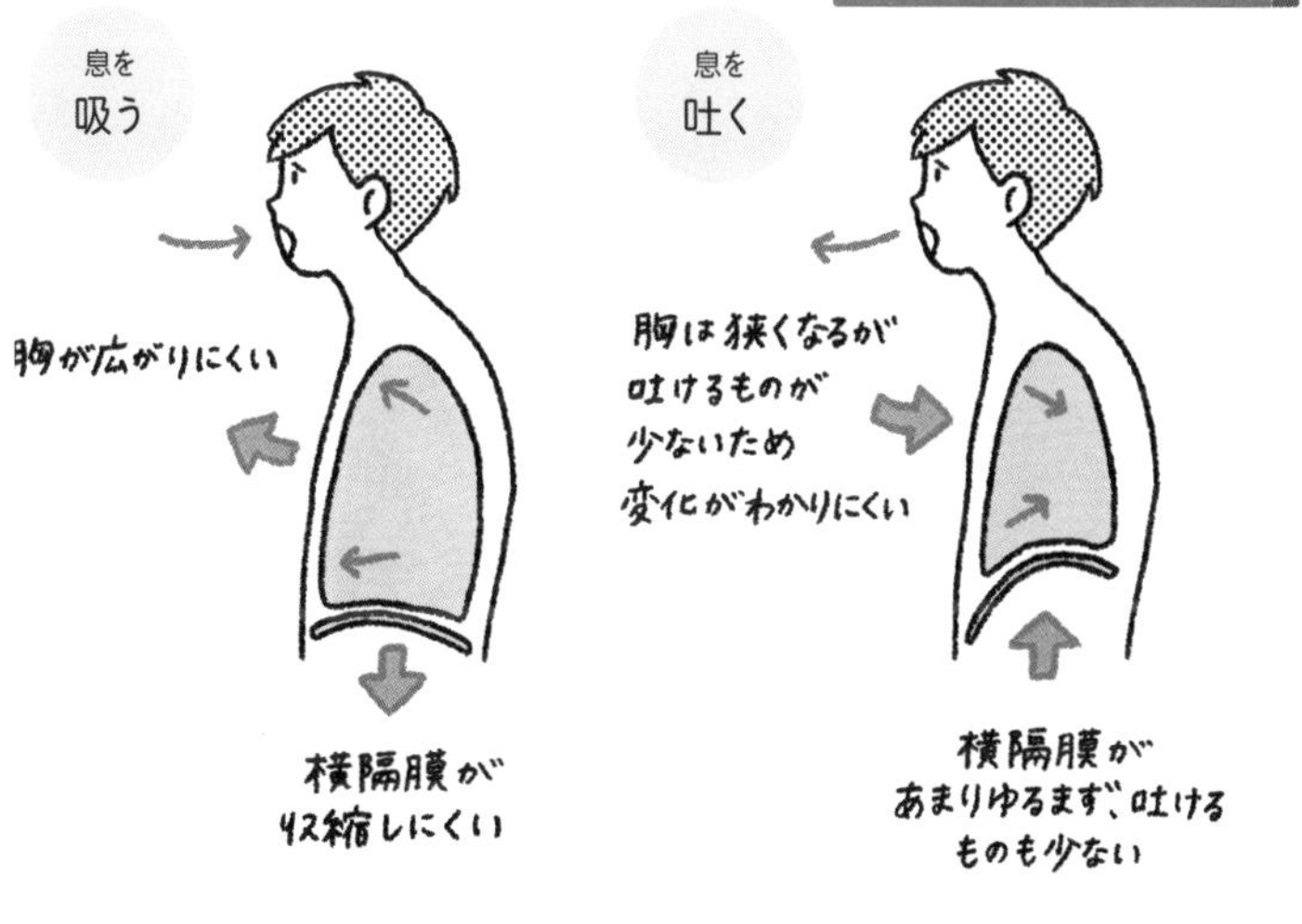
息を
吸う
胸が広がりにくい
横隔膜が
収縮しにくい
息を
吐く
胸は狭くなるが
吐けるものが
少ないため
変化がわかりにくい
横隔膜が
あまりゆるまず、吐ける
ものも少ない

います。ぐっすり朝まで熟睡するために欠かせない酸素は、肩コリを解消して肺や血液に十分に送り込んであげる必要があるのです。

▼病院では治せない肩のコリ

肩に張りや痛みがある時、湿布を貼ったり鎮痛剤を飲んだり、様々な方法で痛みを軽減しようとすると思います。痛みがあまりにも強かったり続いたりする場合は、病院へ行かれる方もいることでしょう。

私のお客様のFさんも、そんな悩みの持ち主。Fさんは次のように言っていました。「まなさん、聞いてください。昨日あまりに肩が痛いので整形外科へ行ったんですよ。寝てても痛いし、起きてても痛い。これはもうダメだと思って、病院へ行ってCTを撮ってもらったんです。でも骨に異常はないみたいで。でもこんなに痛いんだから、何とかしてほしいとお願いして、それで次はMRIを撮ってもらったんです」。

うんうんと相槌を打ちながら、「それで結局なんだったんです?」と私が尋ねると、「それが『異常なし』だったんです！　耳を疑ってしまって…。『じゃあどうすればいいんですか？』って先生に聞いてみたら、なんて言ったと思いますか？」

Fさんは興奮してクイズ形式にして尋ねてきました。

しかし実は私はそのクイズの答えを知っています。なぜならば、セラピストになるとその手の話題はあるあるネタでもあり、多くの人が病院の正しい使い方を知らないでいるせいで、再三説明してきたことでもあったからです。

しかしセラピストとは体をほぐす仕事ですが、心もほぐさなければなりません。当然知らないふりをして答えをねだりました。

するとFさんは「先生には『病名がないものは治療ができません。おおよそ肩のコリが原因ではないかと思われますが、肩コリは病気ではないので治療できません。運動してください』って言われたんです！　こんなに痛いのに無責任だと思いませんか？」とのお返事が返ってきました。

私から言わせれば、そんなになるまで放置しておいたFさんこそ、自分の体に無責任だと思ったのですが、「お医者さん＝痛みを取ってくれる」と勘違いしている人は実は少なくありません。

しかし、**病院や接骨院は病気やケガを治療するところであり、肩コリや腰痛などの病気ではないものに治療を求めるのは、実は畑違いの要望**なのです。

中には「もみほぐしもいいけど、安いから接骨院に行っちゃうんだよね」と平気で口に出すお客様もいらっしゃいますが、病気やケガ以外で保険を適用した医療行為は法律によって禁止されています。

もちろん、肩コリや腰痛も放置すればヘルニアなど病気に繋がってしまう場合もありますし、狭心症の症状には肩コリに似た痛みを感じる場合もあるので、病院に行って検査すること自体は間違いではありません。

しかし肩コリや腰痛は「不健康以上、病気未満」の位置にあることを忘れずに、「病気じゃないから治療できない」時はむしろ、**「病気ではないことがわかってよかった」という気持ちで痛みと向き合うことをおすすめ**します。

肩コリや腰痛に必要なのは「もみほぐす」ことです。リラクゼーションやボディケアサロン、様々な呼び名がありますが「筋肉をほぐす」ことこそが、実のところコリを解消する最短ルートなのです。

↓ 67ページ図5参照

診断結果が「異常あり」か「異常なし」かで結末は変わる

図5

●体の痛みが気になったら

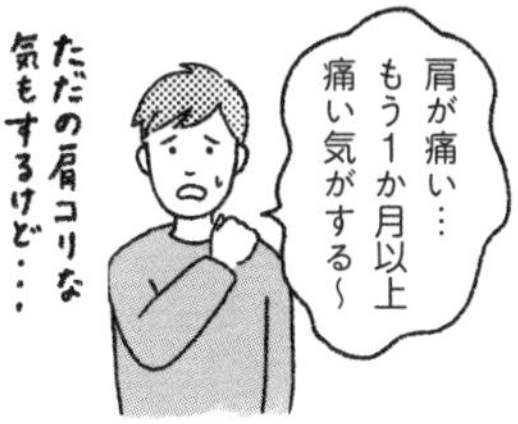
肩が痛い…
もう1か月以上
痛い気がする～
ただの肩コリな
気もするけど・・・

整形外科へ

×

接骨院へ ⇒応急処置

接骨院は「応急処置」のため、長引く痛みはまず病院へ！
打撲・ねんざ・肉離れ・骨折・脱臼が保険適用。

※一部、医師の同意があれば、応急処置以外のものも保険適用になる。

異常あり

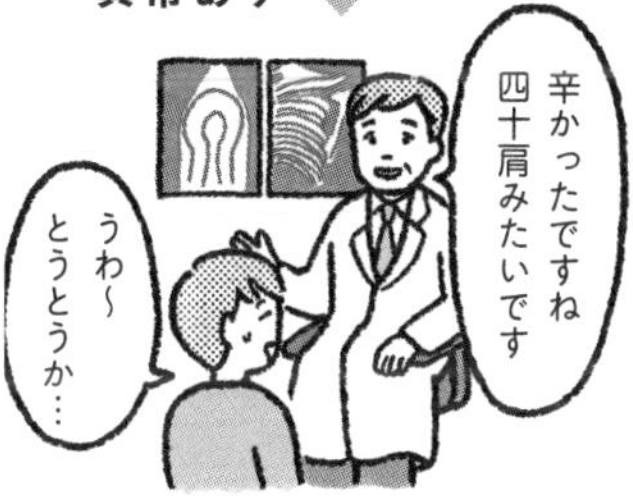
辛かったですね
四十肩みたいです
うわ～
とうとうか…

治療

痛み止めの投薬、筋肉注射、リハビリ

〈 保険適用 〉

異常なし

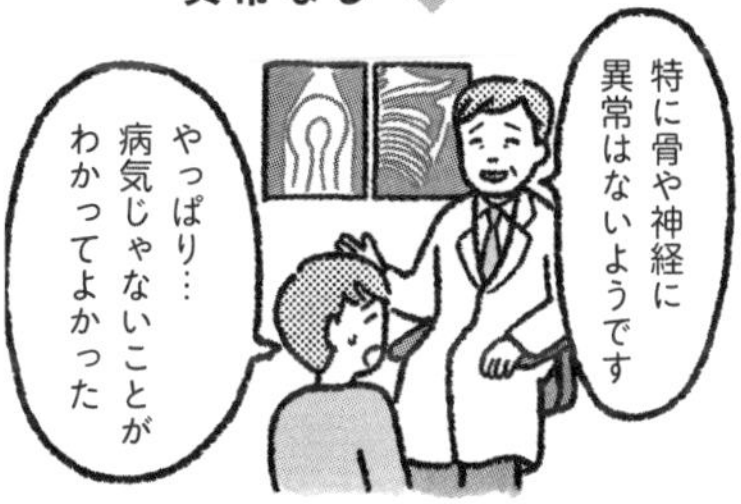
特に骨や神経に
異常はないようです
やっぱり…
病気じゃないことが
わかってよかった

民間療法

もみほぐし（筋肉のコリや張りにアプローチ）、整体、カイロプラクティック（骨のゆがみにアプローチ） etc.

運動療法

筋力トレーニング、ストレッチ、水泳、ジョギング etc.

〈 自費負担 〉

▼肩コリには肩よりもワキをもめ!?

「あぁ、肩がこったー」と自分の体を触る時、皆さんはどこに手を添えますか？　首の付け根の位置？　腕の付け根のあたり？　はたまた、肩甲骨あたりをもむようにして手を伸ばしたりしてますか？

実は、肩コリで生じる不快感の場所は人によって違います。なぜならば、「肩」は「肩関節複合体」というたくさんの関節から成り立っているからです。鎖骨や腕、肩甲骨などを繋ぐ5つの関節をまとめて「肩」と呼んでいるため、人によって辛さを感じる場所が違ったりします。

肩コリに悩む人が、「肩が痛い」と言いつつ肩甲骨に痛みを感じていたり、「肩の調子が悪い」と言って腕が上げられないことを相談にくるなど、悩みは様々です。

しかし実は、**「肩」は一つの筋肉から成り立っていない**ため、そのような訴えはどれも正解なのです。

ただ**正解が一つではないために、「肩コリにはココをもめ！」という動画やSNSの情報でも、どれが自分に合ったセルフケアなのかわからずに選べないため、**

コリを解消できないことが多いのです。

世に溢れるセルフマッサージやストレッチでも、肩をほぐすのには何重もの手間や時間をかけないと効果を実感できないことも多く、面倒が勝って続けられない人が続出してしまうのも、肩コリの辛いところ。

もみほぐしのお店でも、実は肩コリのお客様はセラピスト泣かせ。たいてい「どこが調子悪いですか?」と聞かれて、その不調の場所を重点的にもんでもらうのが、一般的な「全身もみほぐし」の内容だと思いますが、「肩がこっている」とおっしゃるお客様はなんと全体の9割にのぼります。

ですが、先ほどお伝えした通り、5つの関節をほぐさないことには、肩コリは解消できません。さらにはその5つの関節についている全ての筋肉をほぐさなければならないため、需要が高いわりにほぐす**難易度が高く、非常に時間もかかるのが肩のコリ**なのです。

そんな悩みの尽きない肩コリですが、実は**今まで以上に簡単に、そしてもっと時短でほぐせる方法があります。**

それはワキをもむこと。

ワキは肩コリを引き起こす筋肉の集合地帯

図6

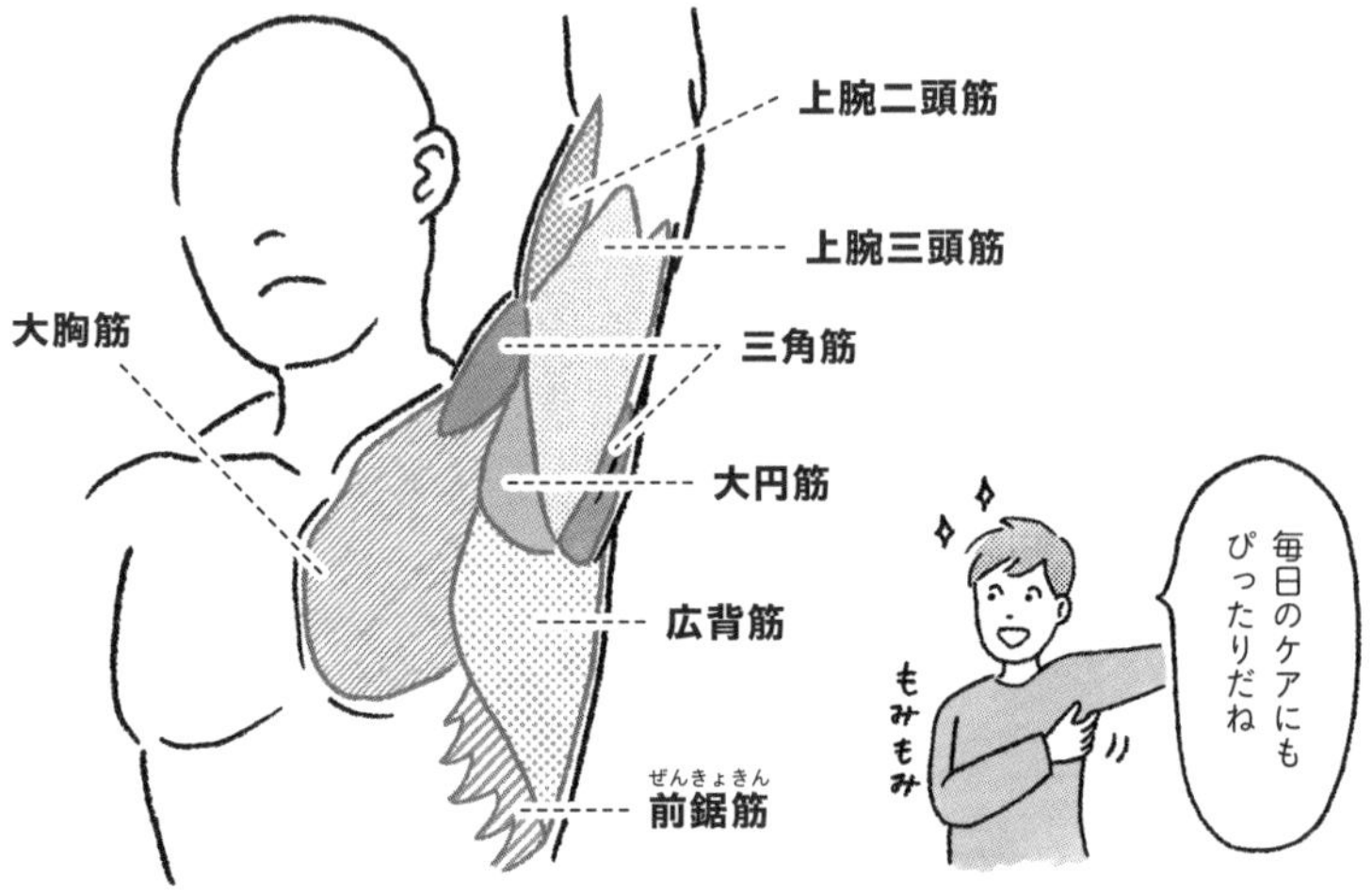
上腕二頭筋
上腕三頭筋
大胸筋
三角筋
大円筋
広背筋
前鋸筋《ぜんきょきん》
毎日のケアにもぴったりだね
もみもみ

ワキは鎖骨や腕、肩甲骨を繋ぐ関節や筋肉の集合地点であり、拠点でもあるのです。離れた筋肉をそれぞれもんでほぐすより、**必要な筋肉が集まっているワキを集中的にほぐすことで、手間なく時短で肩コリを解消することができる**のです。

↓70ページ図6参照

体のコリは、血流を滞らせ熟睡の妨げになるもの。中でも**肩のコリは呼吸を浅くしてしまい、より一層眠りを邪魔する存在になります。**

筋肉の緊張を解き、血液中の酸素を体内に巡らせ熟睡感を得るには、肩まわりの筋肉をほぐして深く眠れるようにする必要があります。つまり、肩のコリを解消するためにワキをもめば、簡単に時短でコリや筋肉の緊張をほぐすことができ、誰でも簡単にぐっすり眠れて、朝から不調を感じない体を手に入れることができるのです。

ワキをもむと呼吸まで改善される

肩コリを解消して血流をよくすることで、頭にも体にも全身に酸素が巡り熟睡できるようになります。そのやっかいな肩コリは、ワキをもむことで肩関節全体をほぐすことができ、血の巡りを促してくれるのです。

また、**ワキをもんで肩関節がほぐれることで、肋骨を覆う筋肉のコリがゆるみ、肺や横隔膜が十分に広がり、ラクに呼吸ができるようになります。**

熟睡には肩コリの解消や肩関節のほぐれが必然。つまり、ワキがゆるんでいることが大切なのです。

コリは、ある日突然生まれるわけではありません。運動不足により筋肉が縮まり、血流が悪くなることでさらに固まり、筋肉の水分が失われ乾燥し、しこりのように固まってしまうのです。

コリがあることで余計に筋肉は伸ばしにくくなり、腕が上がりにくく、首が曲げにくくなってしまいます。こうしてワキも伸ばしにくくなり、さらに血流の滞りや呼吸の浅さを引き起こし、眠れなくなってしまうのです。

そんな体のコリをほぐす専門家がセラピスト。ボディケアサロンやリラクゼーションサロンなど、コリや筋肉を全身もみほぐしてお客様の健康に寄り添います。しかし、そうはいっても毎日まいにちお店にきていただくことはできません。毎日積み重なる体や心の不調は、月に1度のリフレッシュでは間に合わないのです。

だからこそ、セルフケアが大事。毎日少しずつ労ることが、体も心も健康にしていきます。

1日の終わりにぐっすり眠れば、翌朝は体も心も軽くなる。それが当たり前になる生活を、私たちは手に入れることができるのです。

本書で、そんな人生をぜひ一緒に歩んでいきましょう。

▼なぜワキをもむとストレス緩和にもなるのか？

ワキをもむことで肩回りの筋肉がほぐれると、呼吸がラクになりたくさんの酸素を吸い込むことができます。毎日の生活の中で感じる息苦しさは、仕事や人間関係による精神的困憊ではなく、ワキのコリによる酸欠が原因かもしれません。

私のお客様の中にも「毎日まいにち、介護している義両親のせいで息が詰まりそう…」となげく50代のOさんという女性がいました。

Oさんは20代の時に結婚してすぐに、旦那さんのご両親と敷地内同居を始めたそうです。子育て中は旦那さんも義両親もとても協力的で、心から「この家に嫁げてよかったわ！」と安心していたそうです。

しかし、子どもも巣立ちこれから夫婦二人の生活になると思った矢先に、認知症になってしまったお義母さんの介護が始まってしまいます。

「今までの感謝もあるし、お世話になったから…」と面倒を見ていたものの、やはり介護に知識も経験もないOさんでは、お義母さんのお世話にも限界を迎えてしまったようでした。

身近な人の介護問題は、大なり小なり大変な悩みがあると思います。Oさんに限らず、私も何人もの人から介護についての悩みや愚痴、相談を耳にしてきました。

だけど介護で大切なのは、相手のこともちろんですが、まずは自分が倒れないこと。ストレスフリーの接し方は無理だとしても、きちんと自分自身のケアをしてあげるとこも大切です。

「この店にくることだけが私の息抜きであり、生きがいだわ。本当に体もラクになるし、詰まっていた息がしやすくなるの」。Oさんはもまれるたびにこう言ってくださるのですが、頻度としては月に1回、お店にくるかこないかのお客様でした。

私がOさんの体と心のケアをしても、圧倒的に悪い疲れのほうが勝ってしまいます。だからこそ、Oさんご自身のご自宅でのセルフケアが大切なのです。

人間の呼吸には、精神を安定させる作用があります。緊張した時に深呼吸をして、心を安定させようとする働き。イライラした時に一呼吸ついて、気持ちを抑えようとする働き。
深呼吸は自律神経を安定させ、心や頭を落ち着かせてくれるものです。
だからこそ、**日頃からワキをもんで息がしやすい体にしておく必要があります。**

▼胃の不調や動悸《どうき》もワキもみで軽減できる

一昔前に、「日本人は胃腸が弱い」なんて歌やフレーズが流行った時期がありましたが、皆さんはご存じでしょうか？　ストレスを感じればお腹が痛くなりトイレまで走ることになるし、悩みやプレッシャーがあると胃が痛くなることもしばしば。かくいう私も胃腸は弱いほうで、無自覚なストレスを胃の痛みで知らされることがよくありました。

しかし、**それは自律神経の乱れのせい**。
そう言うと「なんだ、結局『気の持ちよう』ってこと？」と思われるかもしれませんが、実はそれだけではありません。

なぜならば、私たちが歩いたり重いものを持ったりする時に使う体の筋肉とは別に、**胃腸や心臓など内臓を動かしている筋肉に関係がある**からです。

私たちが手で物を取ったり、親指でスマホをタップしたりするような時、それは全て私たちの意志によって筋肉を動かしているのです。しかし反対に、心臓や胃腸の動きなど、内臓の動きに関しては私たちの意志ではどうにかすることはできません。

例えば、初デートで心臓がドキドキしている時に「心臓、ゆっくり動いて！」と命令しても鼓動の速さは変わりません。ビュッフェでお腹がいっぱいになった時に「もっと食べたいから早く消化して！」と願っても、スピードは変わることはありません。

しかし、例えばオナラを我慢しなければならない時。私たちはお尻の穴をキュッとしめて、オナラが出ないようにすることはできます。他にも、カラオケに行って高音を出すために喉を締めることも、私たちの意志によって筋肉を動かしているからできるのです。

このように、意識せずに動く筋肉のことを不随意筋、意識して動かすことができる筋肉を随意筋と呼ぶのですが、この**不随意筋の動きこそが、自律神経によって支配されている**のです。

自律神経は、ナーバスになったり落ち込んでいたり「気の持ちよう」以外にも、体のコリや浅い呼吸によっても乱れてしまいます。

そのためワキもみによって整えられた自律神経により、動悸や胃腸の不調も改善できるというわけです。

何かに思い悩んだり心の乱れがあったりする時は、心より先に体の不調を見つめなおすと、思わぬ収穫があるかもしれません。心と

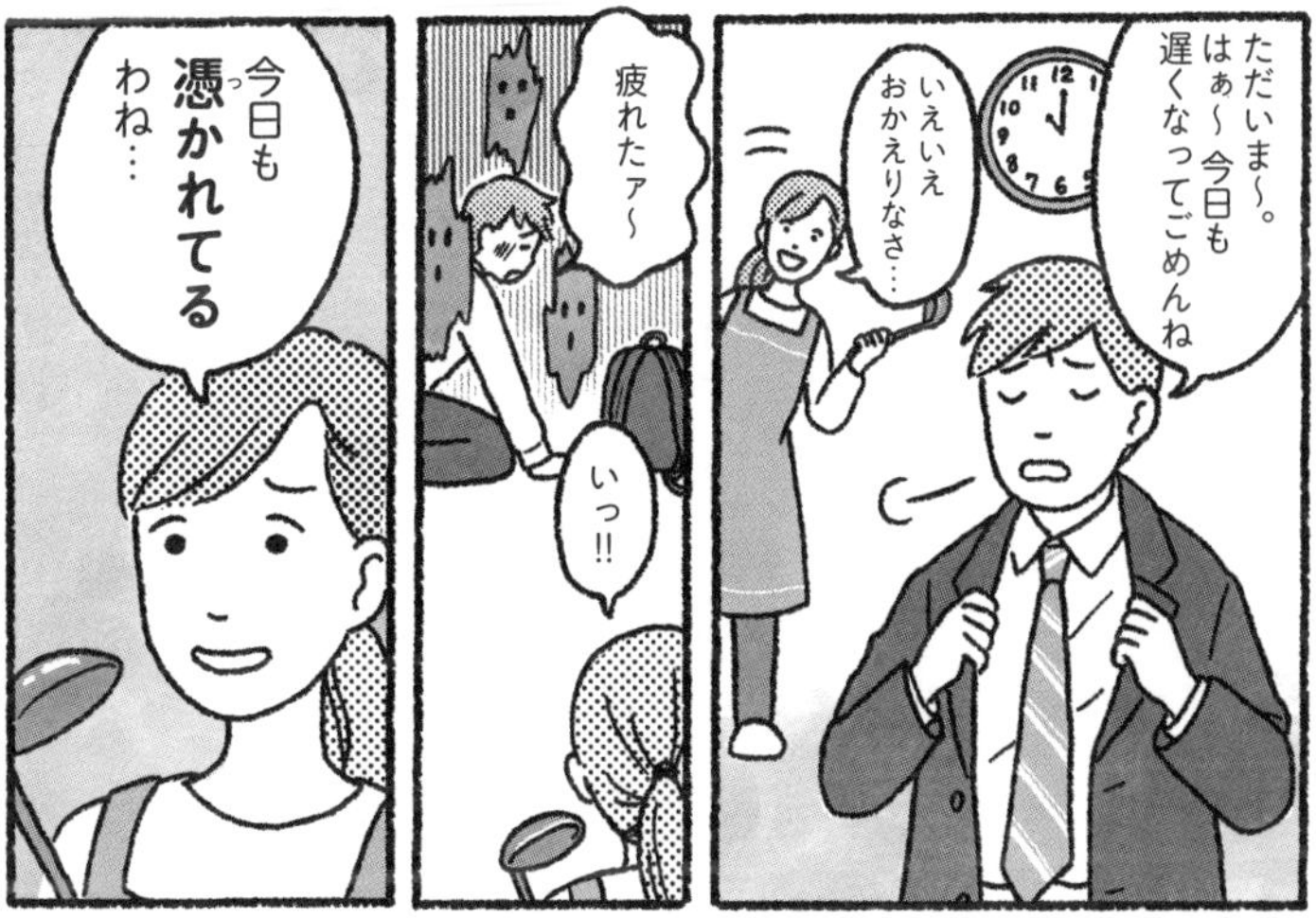
ただいま〜。
はぁ〜 今日も
遅くなってごめんね
いえいえ
おかえりなさ…
疲れたァ〜
いっ!!
今日も
憑《つ》かれてる
わね…

体は繋がっています。常日頃からワキもみを習慣化して、自律神経を安定させることが平穏無事に生きていく秘訣かもしれません。

▼肩コリがあるかが一瞬でわかるテスト

これまでお伝えしてきた通り、肩に感じる痛みが「コリ」のせいだと気が付けなかったり、首の違和感を「こんなもんかな」と気にしない人が多くいます。

しかしそれは、コリのあるなしを「感覚」に頼っているせいで、自覚できないのだと思います。もしコリがある場所が目で見られるようなものであれば、どんな人だって自分のコリに気が付くはず。

セラピストを長く続けると、人の立ち姿や歩く姿勢で、コリの場所が触らなくてもわかるようになります。「今日は腰が痛そうですね」「今日の肩コリは重症ですね」などと触る前にお声かけすると、言われた皆さんはすごく驚かれます。これは経験による積み重ねでわかるようになったもの。

ただ残念ながら、セラピストや医療従事者でない人は、鏡で自分を見てコリを発見するのはかなり難しいでしょう。

しかし実は、セラピストなどプロの目利きに頼らずとも、**どんな人でも目でコリの存在を確認できる簡単な方法が存在します。それはバンザイをすること。**

肩のコリや肩関節の固さは、バンザイをすることでチェックできます。コリのない健康的な体の人は、バンザイした腕を耳の後ろまで倒すことができ、ワキもしっかり伸ばすことができます。

しかし、**腕が耳の位置、もしくは耳の前にしか上げられない人は、ワキが伸びずに肩のコリがある**ということになります。

ちなみに当店のお客さまの中でも、きれいなバンザイができない人の9割以上が、朝から不調を感じてしまっている方々でした。しっかり眠って回復できていないということです。

皆さんはどうでしょうか？　コリに自覚のある方もない方も、ぜひ一度チェックしてみてください。↓80ページ図7参照

図7

肩が「健康」か「こっている」かを一瞬で見分ける方法

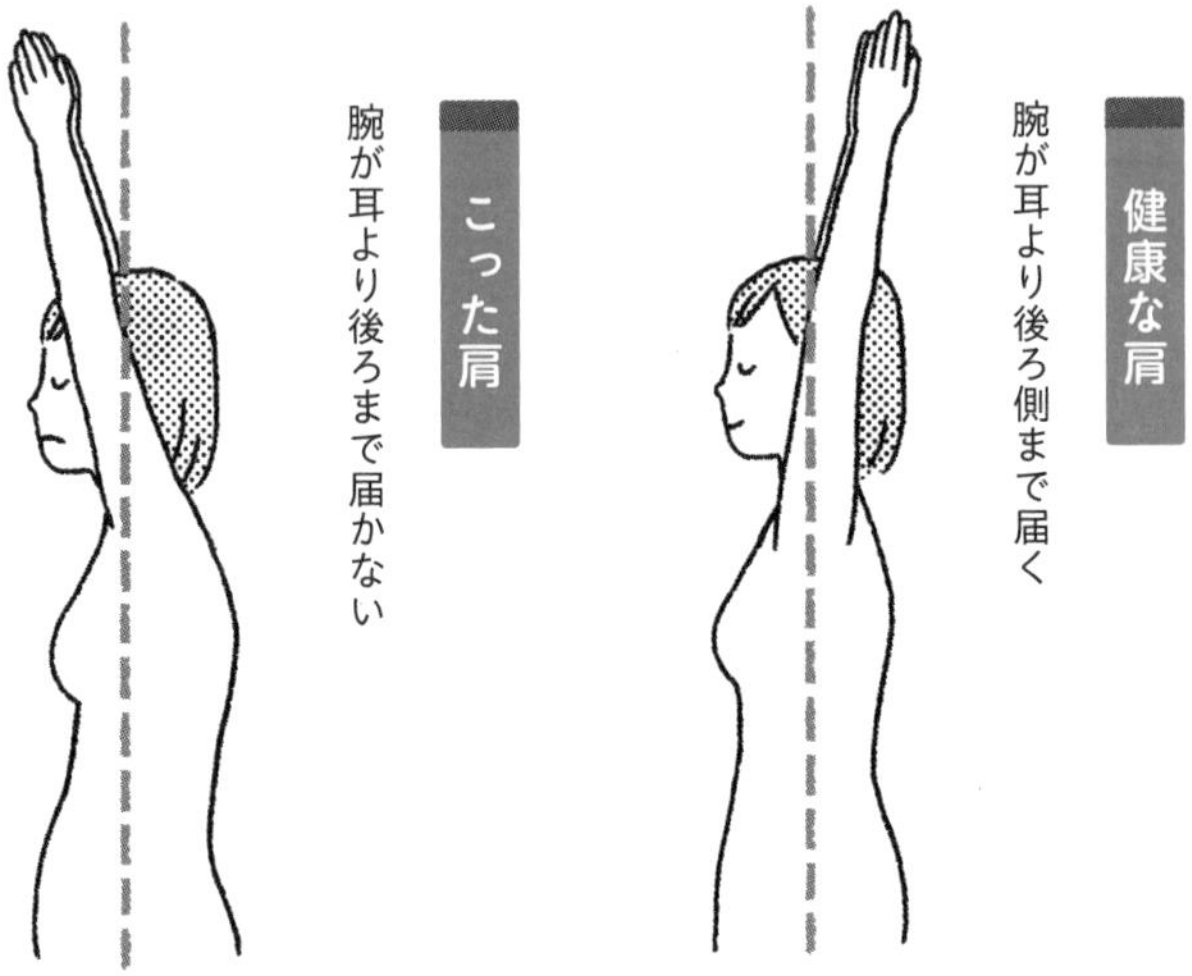
健康な肩
腕が耳より後ろ側まで届く
こった肩
腕が耳より後ろまで届かない

第3章

いざ実践！朝までグッスリ&目覚めスッキリが実現する「ワキもみ」

▼極限まで短時間&少ない負担でできる方法

肩のコリを解消すれば、酸素が脳にも全身にも巡り夜通しぐっすり熟睡できます。そのために、ワキをもむ。くどいようですが、これをするだけで熟睡に必要な非常に強力なものが手に入るのです。

コリを和らげるプロである私たちセラピストの手にかかれば、お客様の肩や首のコリを30分、1時間かけて丁寧にほぐしていくことができます。

しかしそれは、プロだから成せるワザ。「妻の肩をもんであげても、10分も持たないや。指が痛くて」「旦那ともみあいっこの時は最初にもんであげるの。だってもんであげた疲れを旦那にとってほしいもの！」というご夫婦の話をよく聞きます。そう、実は「もみほぐし」とはとっても疲れる行為なのです。

もしここで私が皆さんに、「そうはいっても健康のために30分セルフケアしましょう」なんて言ったら、「そんな面倒くさいことしたくない」「簡単にできるって言って気がするけど、嘘じゃないか…」と本を閉じられてしまうことでしょう。

正直言って私も、自分のケアにはそこまでの時間や手間はかけられません。

だからこの本では、本当に大事な要点だけをまとめました。肩コリ解消のために必要な筋肉として、ワキに繋がる様々な筋肉というように絞り、無駄なく時短でほぐす方法をお伝えいたします。

まず、かかる時間は両ワキ全部で10分だけ。

「えっ!?　それでも10分ももまなきゃいけないの…」と思われた方も、どうぞ安心してください。10分間もみ続けるのではなく、ほぐれるストレッチも入れていることから、**セルフでもむ負担は極限まで減らしてあります**。

しかも、1部位でももむのは30秒だけ。左側をもんだら、次は右側というようにして、左右で計1分間のもみほぐしで大丈夫です。片手だけ長くても30秒使うだけで済むということです（左右両方をいっぺんに1分間というのも少しありますが、負担はかなり小さいのでご心配なく）。これならもむ手も疲れません。

そして最後は、全身深呼吸でリラックス。

全てのワキもみが終わったあとは、全身を使って深呼吸をするだけ。コリ固まっていたせいで十分に吸えていなかった酸素を、ほぐしたての体で存分に味わえば、あとは睡魔に身を任せるだけで夢の世界へいざなわれるのです。整体院などなら家に帰らないといけないところを、**「ほぐされた体でそのまま眠れる」**という自宅ならではの愉悦《ゆえつ》にどうぞ浸ってください。

ワキもみは毎日繰り返すことで、**コリができにくい体になっていきます**。それはつまり、**ワキもみをしなくても熟睡できる体を作っていく**ということ。

これからは80ページの図7にあるバンザイポーズで肩コリチェックをしつつ、セルフケアをして夜はぐっすり眠りましょう。

そしてこれは私からのお願いですが、ワキもみ中は、ご自分のお体を労わってあげてください。「あぁ、こんなに固かったんだな」「こんなにも、こっていたんだな」と、体の不調を感じることは、自分を大切にすることそのものなのです。

あと、注意点を一つ。ワキもみは、**肩コリがあればあるほど痛みを強く感じます**。お店でもしっかりほぐすと、歯を食いしばって痛みを我慢しているお客様も少なくありません。

しかし、**もみほぐしというのは「強ければ強いほど効く」というものではないので、「痛気持ちいい」と感じる程度の強さにしてください**。

10分間のワキもみを終えたあとは、眠気に身をゆだね、そのままゆっくりと気持ちのいい爽やかな朝を迎えていただければと思います。

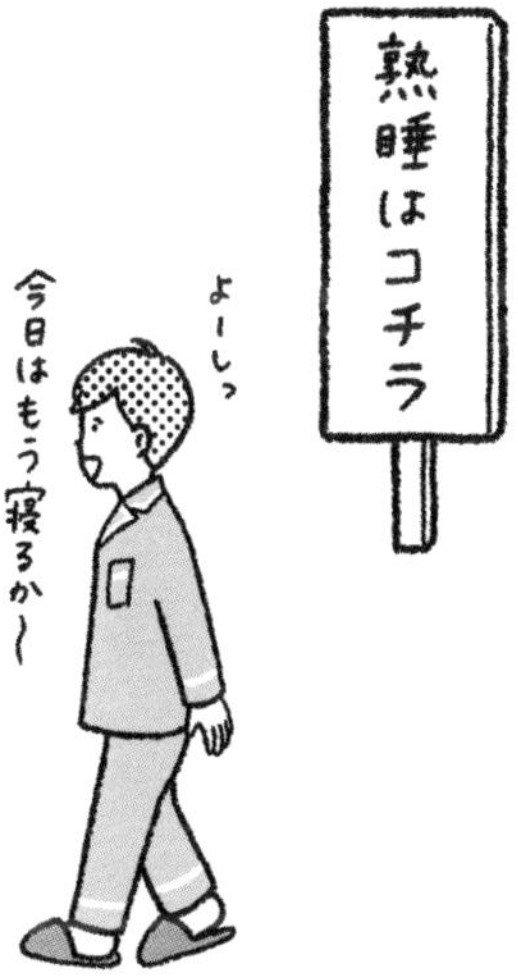

ワキもみの注意点

1 強くもみすぎない

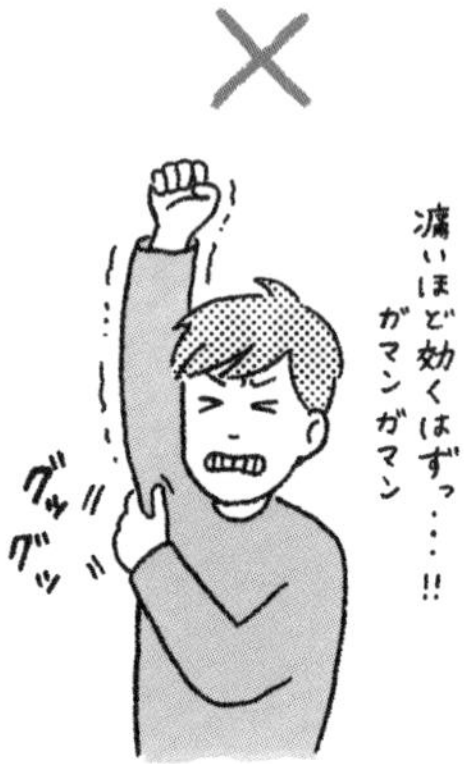

痛いほど効くはずっ・・・!!
ガマンガマン
グッグッ

強くもみすぎると筋繊維を
傷付けたり力が入ったりして、
きちんともめません。
「イタ気持ちいい」強さでもんでいきましょう

2 細かい場所を気にしすぎない

ワキや肩の周辺にはたくさんの筋肉が存在しています。
少し場所がずれたからといって、
全く効果がないということはありません。
主要筋肉をほぐしつつ、「イタ気持ちいい」を
体感できれば問題ありません

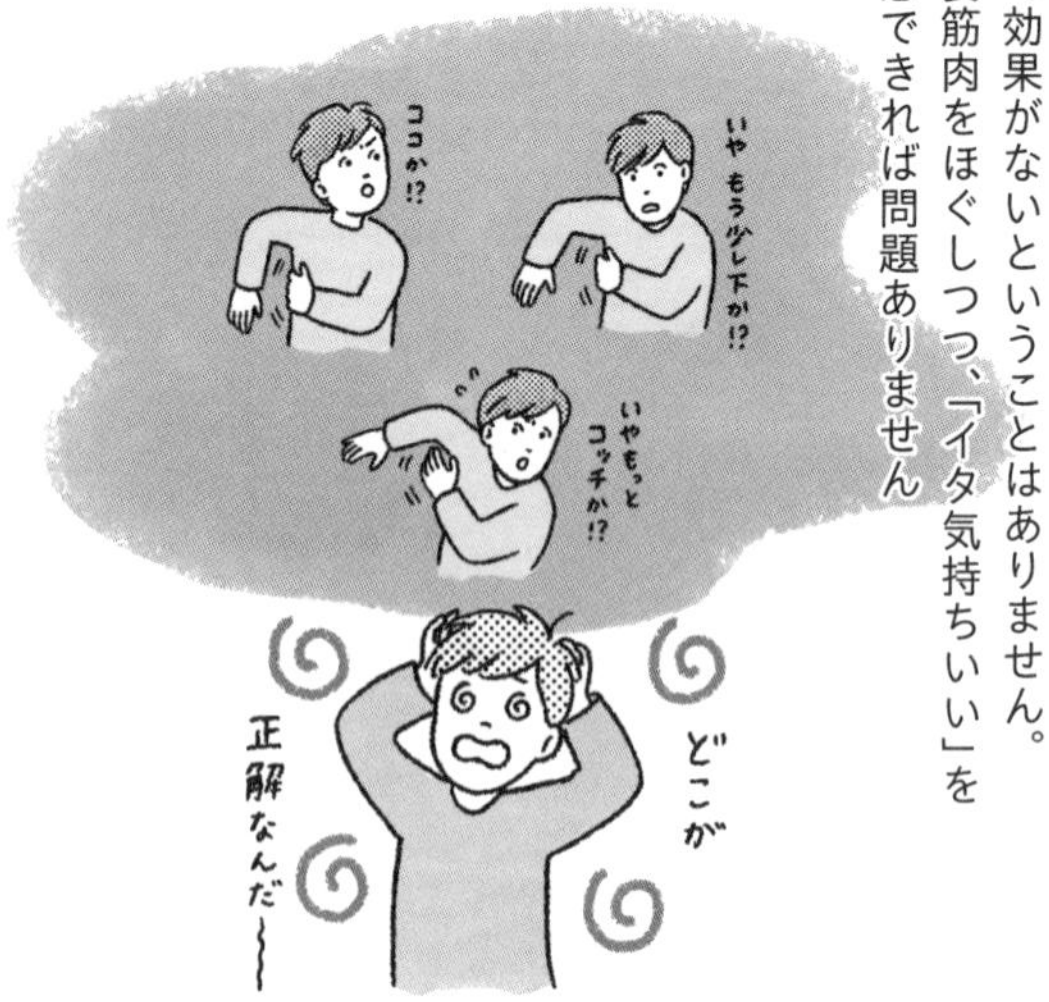

ココか!?
いや もう少し下か!?
いやもっとコッチか!?
どこが
正解なんだ〜〜

3 「バンザイ!」ができる位置を選ぶ

ベッドにヘッドボードなどがあって両腕が伸ばせない時は、足が布団からはみ出てもいいので真っすぐ伸ばせるようにしましょう

※終わったらすぐに布団に入ってくださいね

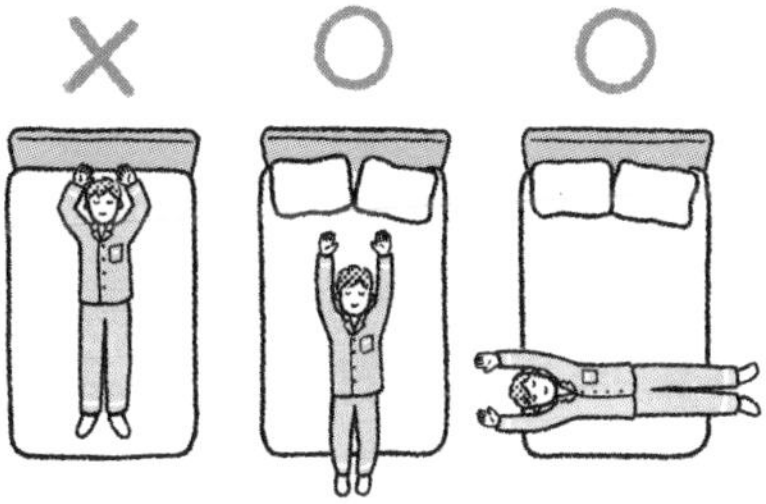
○
○
×

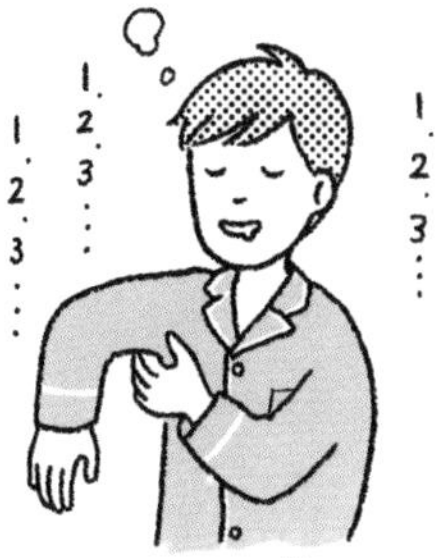
1.2.3…
1.2.3…
1.2.3…

4 ゆっくりもむ

自分の心臓の鼓動より少しゆっくりめに3秒ずつ握るようにもむと、とても気持ちよく感じます。「右側10回30秒」「左側10回30秒」と、両側で1分間もめばOKです

5 眠る前にもむ

ワキもみで血流を促し熟睡することは、同時に副交感神経を優位にし、寝付きのよさを後押ししてくれます。必ず熟睡してもいい環境でもんでください

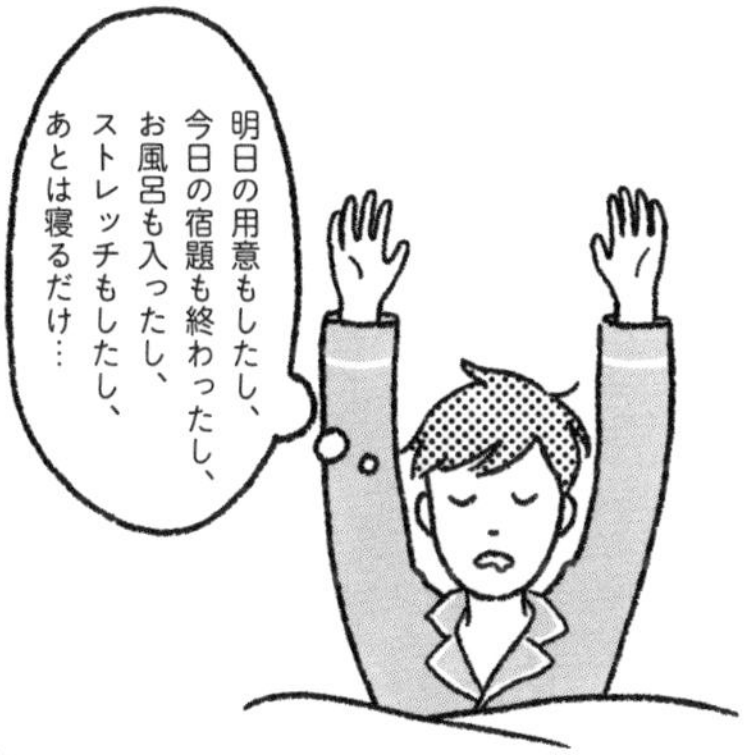
明日の用意もしたし、
今日の宿題も終わったし、
お風呂も入ったし、
ストレッチもしたし、
あとは寝るだけ…

バンザイ！ワキ伸ばし

準備ポーズ

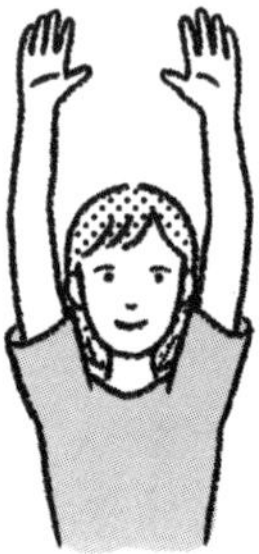

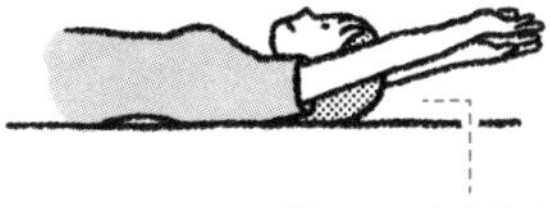

枕を抜いてバンザイポーズ。腕がベッドから飛び出て浮いてしまってもいいので、耳の横にくるようにします

実践

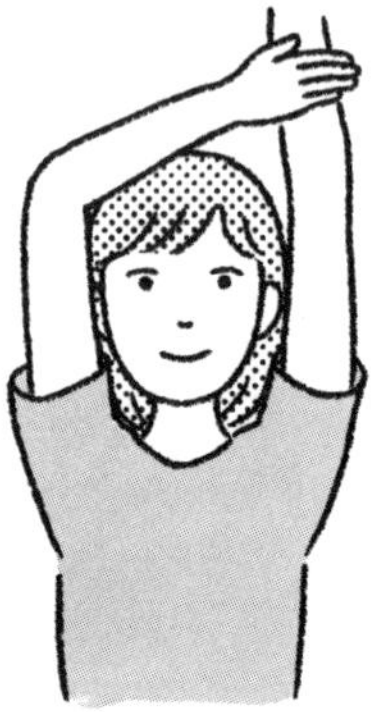

ひじにもう片方の手を乗せて敷布団に腕を押し付けるようにし、腕・ワキ・脇腹を伸ばします

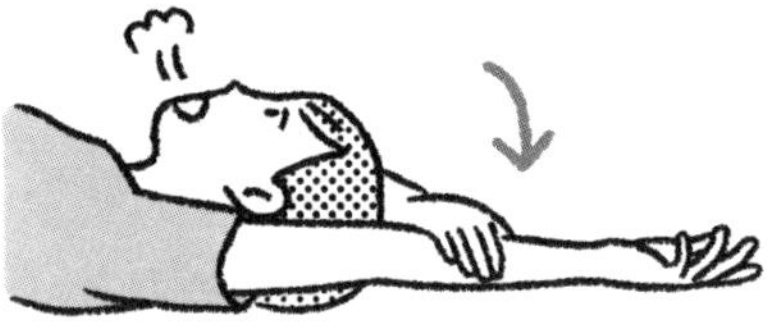

「右腕30秒」「左腕30秒」と伸びを感じ取ってください。1分間ゆっくりと深呼吸しましょう

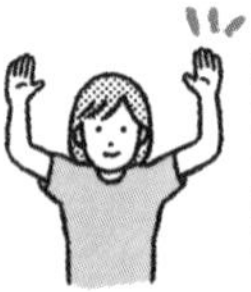

バンザイできない人は、ひじを曲げてもOK！

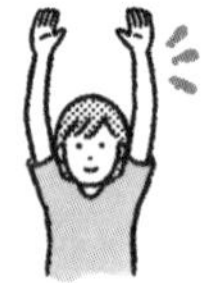

痛みがある人は、自重だけでもOK！

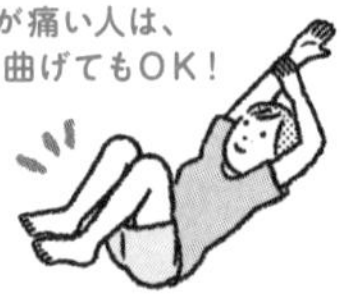

腰が痛い人は、ひざを曲げてもOK！

注意ポイント

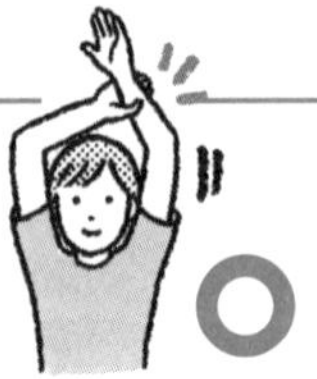

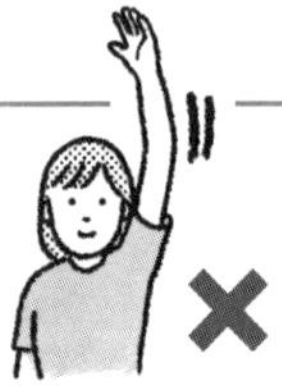

反対の腕に変えるときは、伸ばしたほうの腕だけで元に戻そうとせず、必ず押し付けたほうの手で持ち上げるようにして戻してください

あと9分 熟睡まで

上腕三頭筋ほぐし

上腕三頭筋は こんな時に使っている ●扉を押す ●包丁で切る ...etc.

実践

ワキにある腕の付け根からひじまで、しっかりもんでいきます。左右それぞれ**30秒ずつ**行ってください

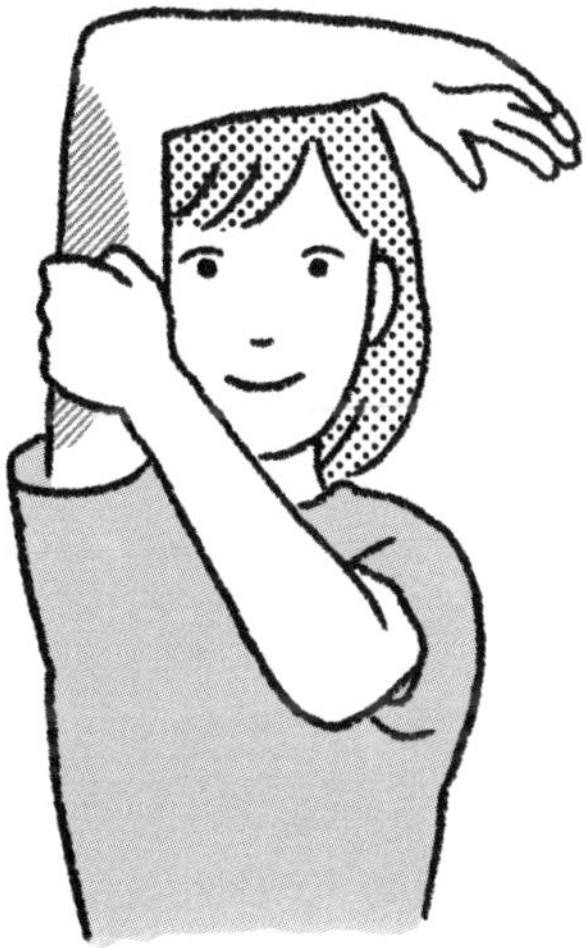

準備ポーズ

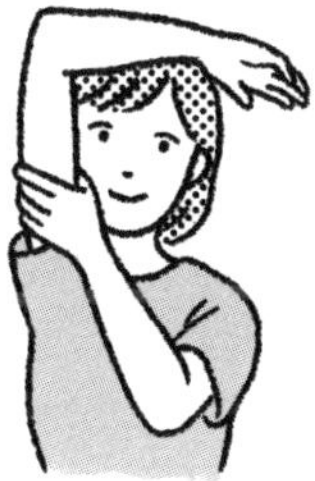

片方の腕だけ頭の周りを囲むようにします

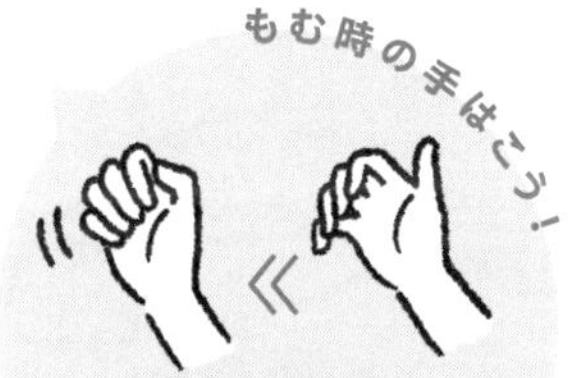

手のひらと指4本でしっかり握るようにもんでいきます

注意ポイント

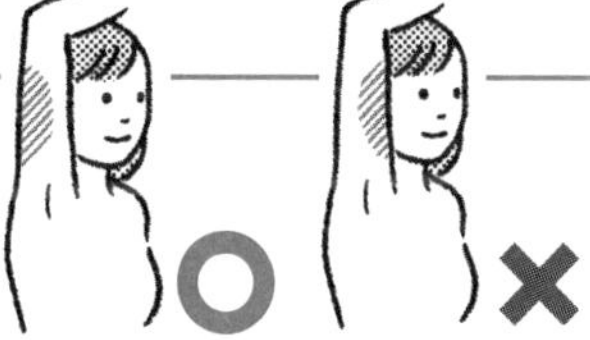

腕の前側ではなく後ろ側をもむこと

大胸筋ほぐし（横）

大胸筋は
こんな時に使っている

- ボールを投げる
- 腕立てふせ
- エンストした車を押す …etc.

実践

ワキのくぼみに4本指を入れ、前側の筋肉を親指とつまむようにもんでいく。

このとき、4本指のほうよりも親指のほうを意識して。しっかりつまんでいく。**左右それぞれ30秒ずつ**行ってください

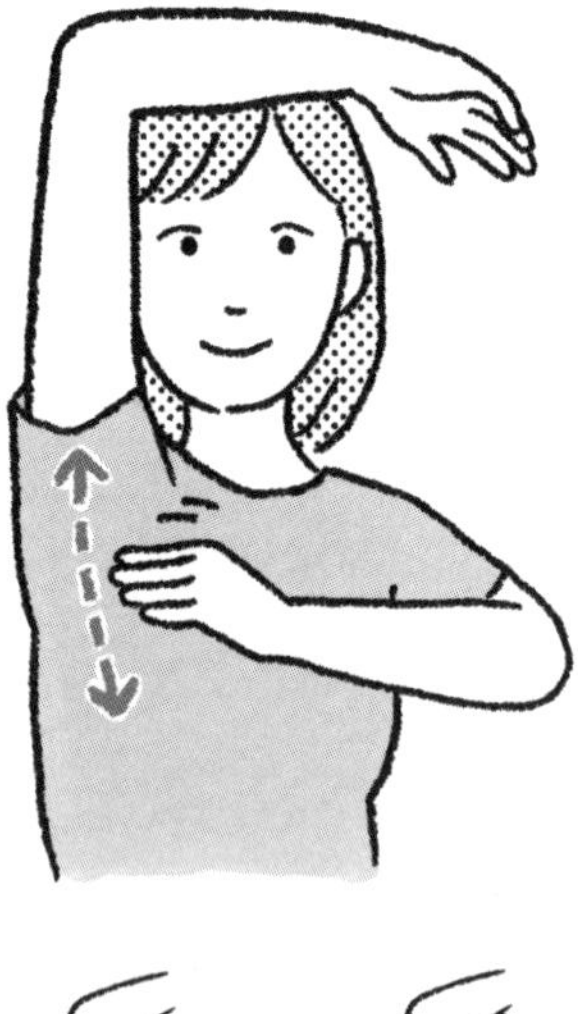

準備ポーズ

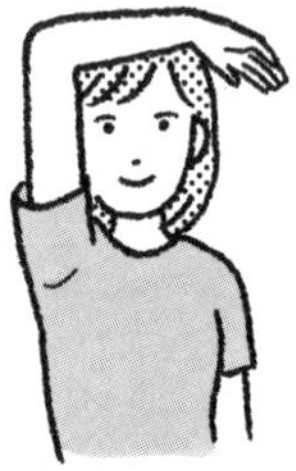

先ほどの上腕三頭筋の時と同じく、片方の腕を頭に付けます

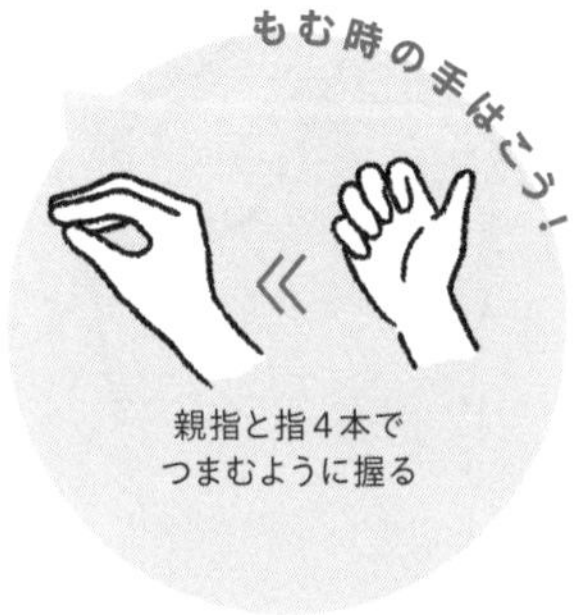

注意ポイント

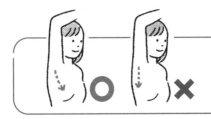

大胸筋にしっかり沿っていくと真下ではなく、乳頭のほうに向かっていくので、進行方向に注意

熟睡まで あと 7 分

前鋸筋ほぐし

前鋸筋は こんな時に使っている

- 掃除機をかける
- 素早いパンチを繰り出す …etc.

実践

大胸筋と同じくワキのくぼみに４本指を入れたら、内側に引くようにして肋骨《ろっこつ》の下端までもんでいく。

４本指を水平方向に揺らしながらもんでいくとほぐれやすい。**左右それぞれ30秒ずつ**行ってください

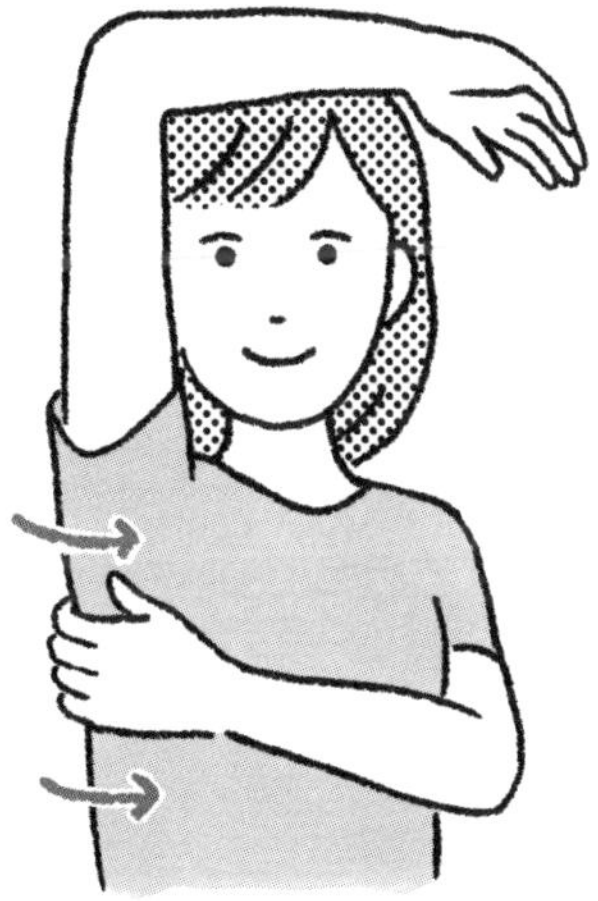

準備ポーズ

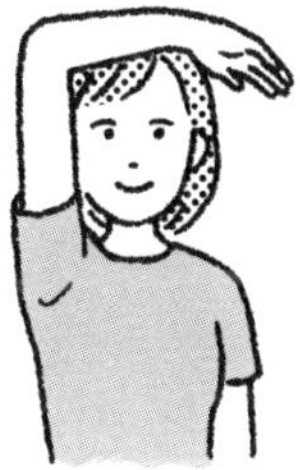

上腕三頭筋・大胸筋の時と同じポージング

もむ時の手はこう！

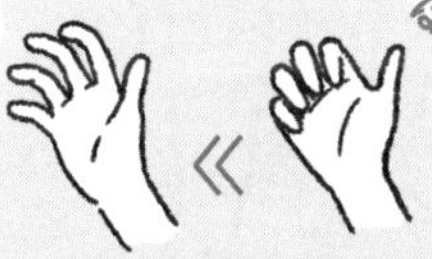

４本指を熊手のように広げ、内側に寄せるようにもむ

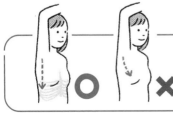

注意ポイント

斜めに進むと大胸筋へのアプローチになってしまうため、真っすぐ脇腹に沿って降りていくようにする。肋骨の下端までたどり着けばＯＫ！

肩甲骨伸ばし

準備ポーズ

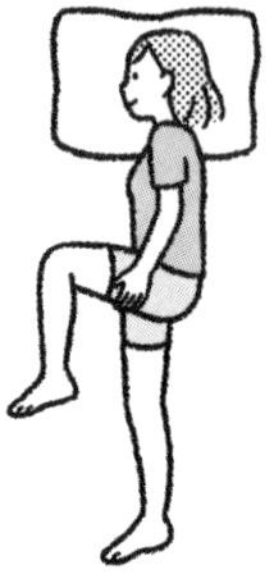

頭の下に枕を入れて横向きになり下の足を真っすぐに伸ばし、上の足のひざを曲げて前に出す

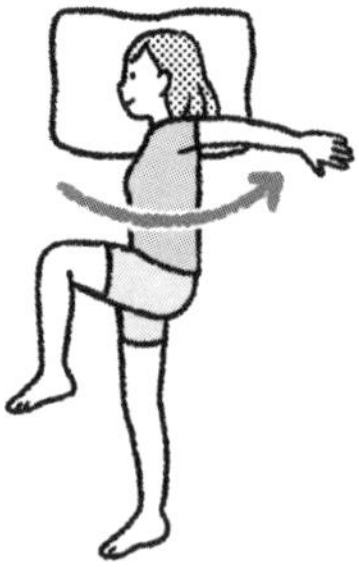

実践

肩を意識して上下にひねる。この時、腕の自重で肩甲骨がベッド側に寄るのを意識すると、とてもほぐれます。

30秒間ひねったら反対向きになり、**もう30秒**行う

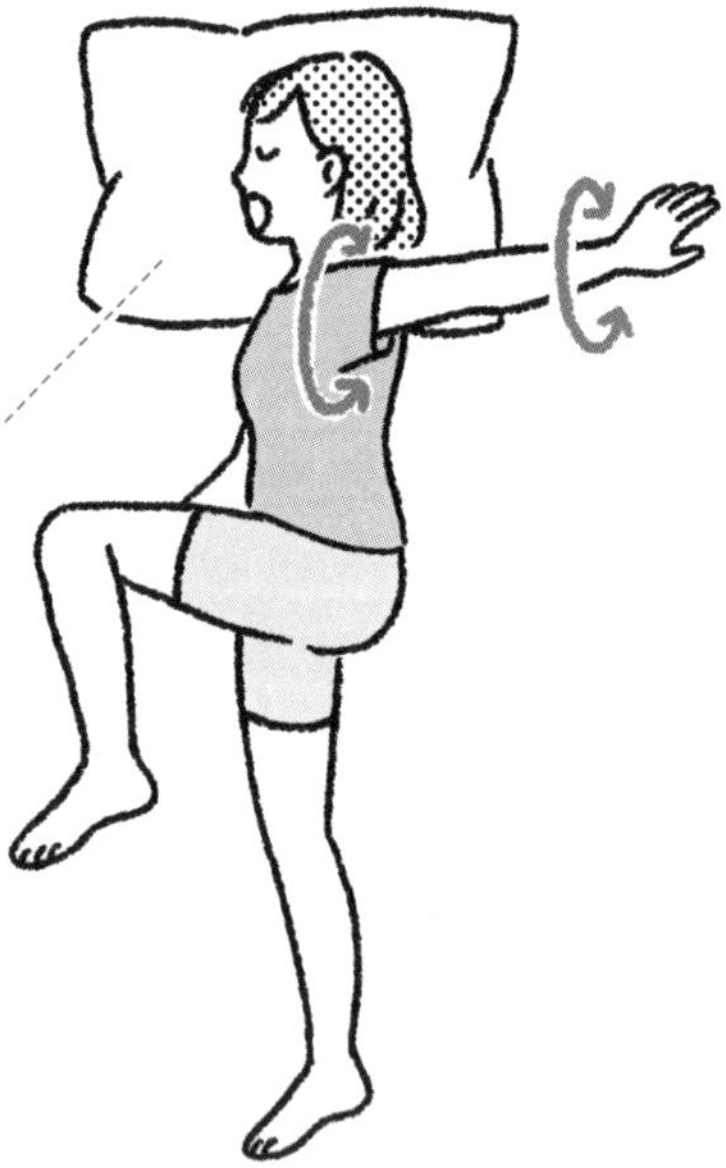

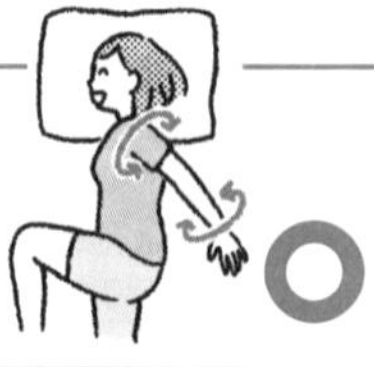

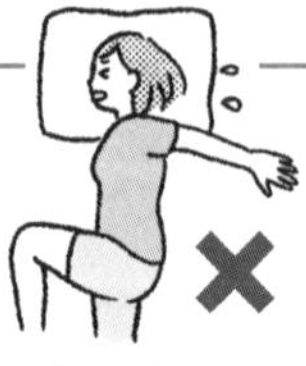

注意ポイント

肩に痛みがある人は、腕を低い位置にしてやってみてください

あと 5分 熟睡まで

ローテーターカフほぐし

ローテーターカフは こんな時に使っている

●服を着る　●シャンプーする　...etc.

準備ポーズ

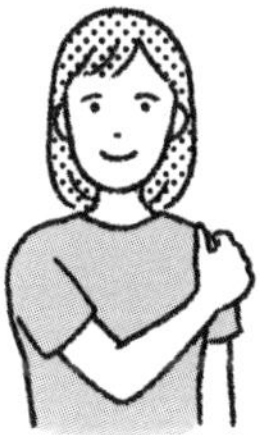

再び枕を抜いて、仰向《あおむ》けになります。次に、手で反対側の肩の後ろに手を添え（右手で左側の腕の付け根へ、など）、力を抜きます

実践

肩甲骨（肩の後ろの出っ張った部分）を抱くようにして、手が届く限界の所を4本指でじっくり押します。**左右それぞれ30秒ずつ**行ってください

正面

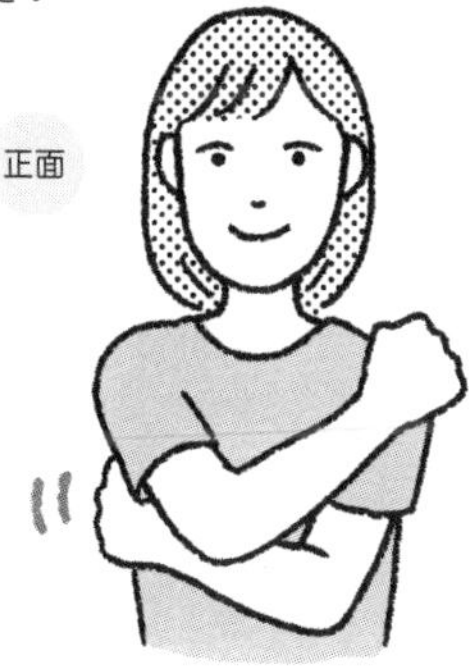

後ろ

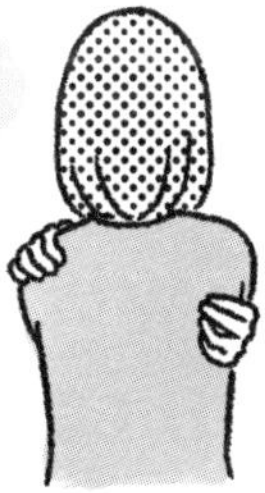

横

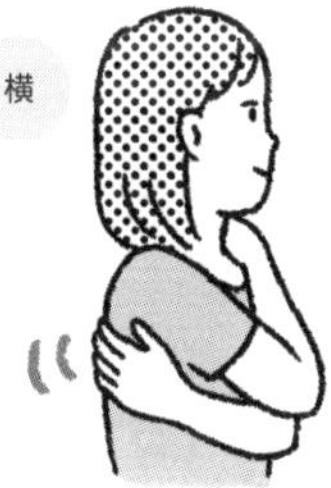

もむ時の手はこう！

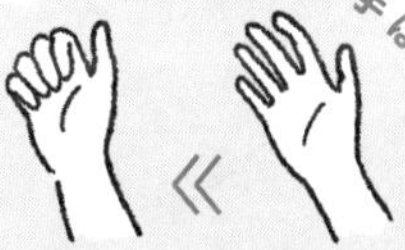

親指以外の指4本をそろえて、指先で押します

注意ポイント

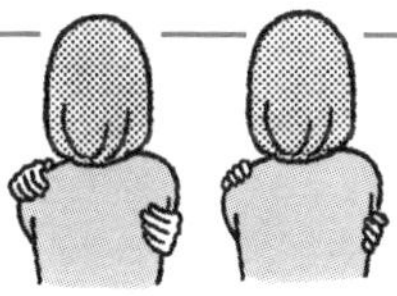

○

指が奥まで届かず、浅い所をもむことになっても大丈夫。肩回りには筋肉がいくつもあり、主要なもののどれかにはアプローチできているからです。反対に奥まで届く人は、奥の奥までもんでもらってOK

三角筋ほぐし

三角筋は
こんな時に使っている

●上にあるものを取る
●電車のつり革をつかむ ...etc.

準備ポーズ

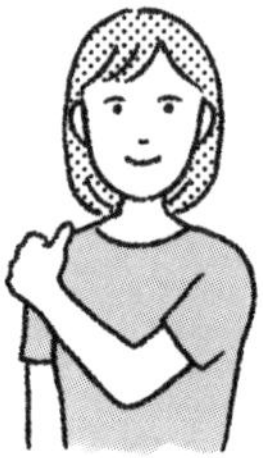

仰向けになります。手で反対側の腕の付け根に手を添え（右手で左側の肩へ、など）、力を抜きます

実践

腕の付け根から、ひじまでの中間地点のあたりまでを、しっかり握るようにもみます。

日常生活でとても使う筋肉です。しっかり握ってほぐしてください。**左右それぞれ30秒ずつ**行いましょう

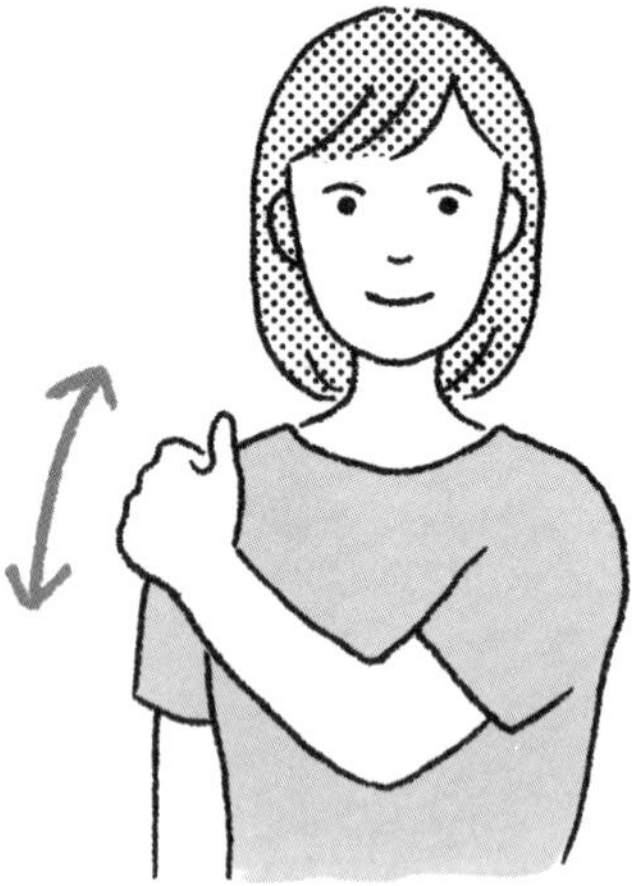

もむ時の手はこう！

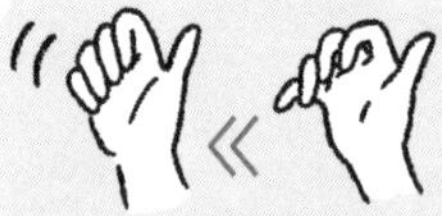

上腕三頭筋と同じように、手のひらと指4本で握るようにもんでいきます

注意ポイント

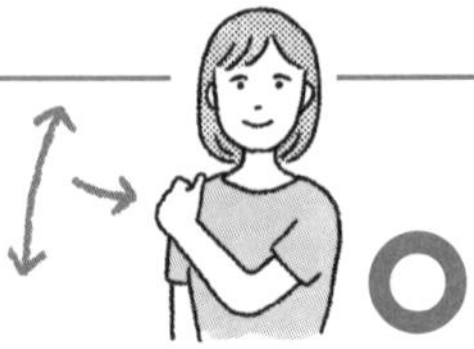

三角筋は、皆さんが想像するより少し大きめです。もし握るのが大変なら指4本をそろえて、じっくり押すだけでも大丈夫！

あと3分 熟睡まで

大胸筋ほぐし（前）

大胸筋は こんな時に使っている

- 手を合わせる
- 四つん這いになる ...etc.

実践

ワキから鎖骨（肩から首にかけて出っ張っている所）の下をもんでいきます。手を上下に揺らし、鎖骨と大胸筋に切れ目を入れてはがすようにもんでいきます。**左右それぞれ30秒ずつ**行ってください

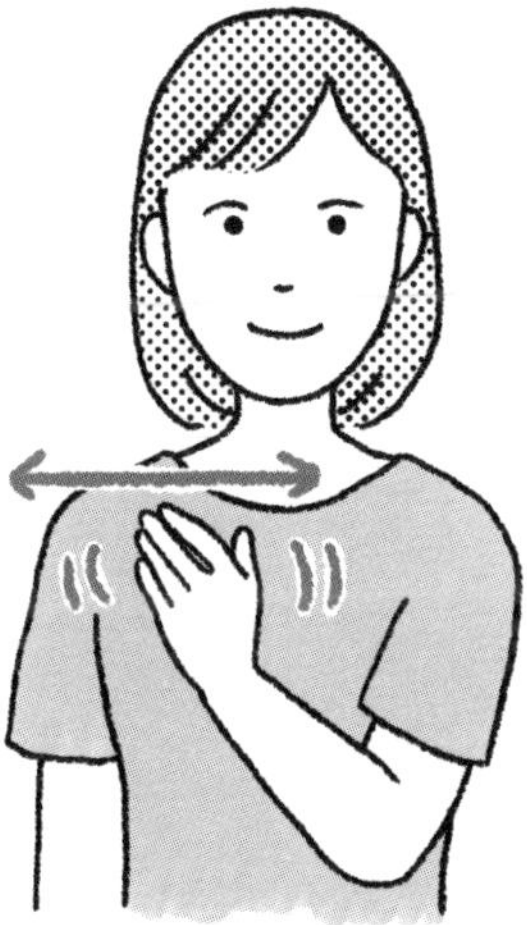

準備ポーズ

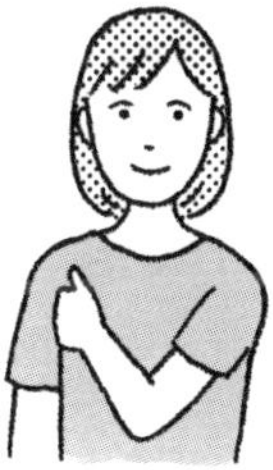

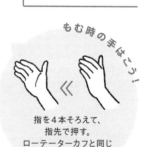

仰向けになります。ワキに手をはさみます

もむ時の手はこう！

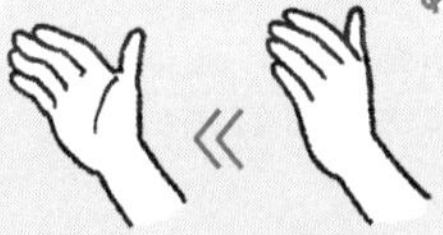

指を4本そろえて、指先で押す。ローテーターカフと同じ

注意ポイント

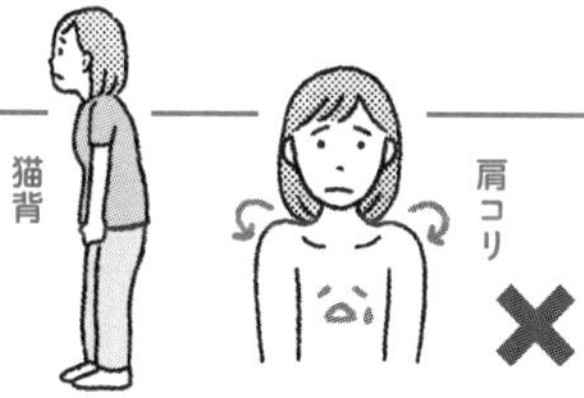

大胸筋は、肩コリや猫背の人は特にコリやすい筋肉です。しっかりほぐして呼吸をラクにできるようにしましょう

首ほぐし

最後の仕上げ

肩まわりのコリをほぐし、血流がとてもよくなりました。
血を頭に届かせるため、最後に首をほぐして
酸素の通り道を作りましょう

準備ポーズ

仰向けになります。首の後ろで手を組み、親指だけ首に沿わせます

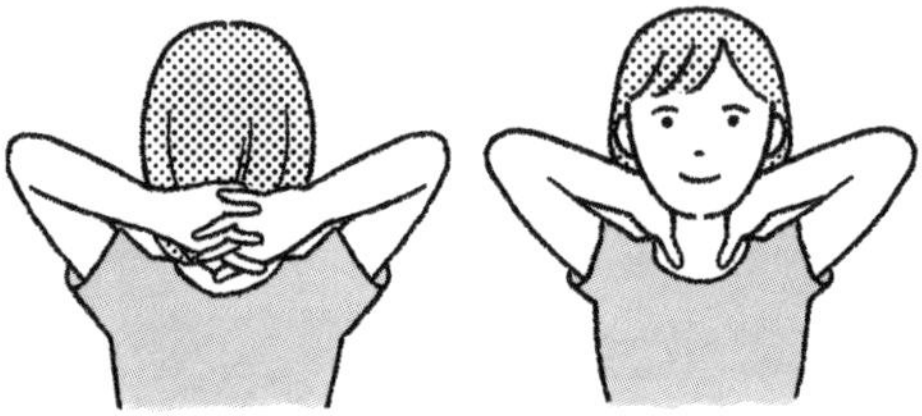

実践

首の中央を空けたまま左右から挟み込みます。このとき親指は鎖骨から離さないようにしてください。

3秒はさんで**2秒**力を抜く。
1分間繰り返してください

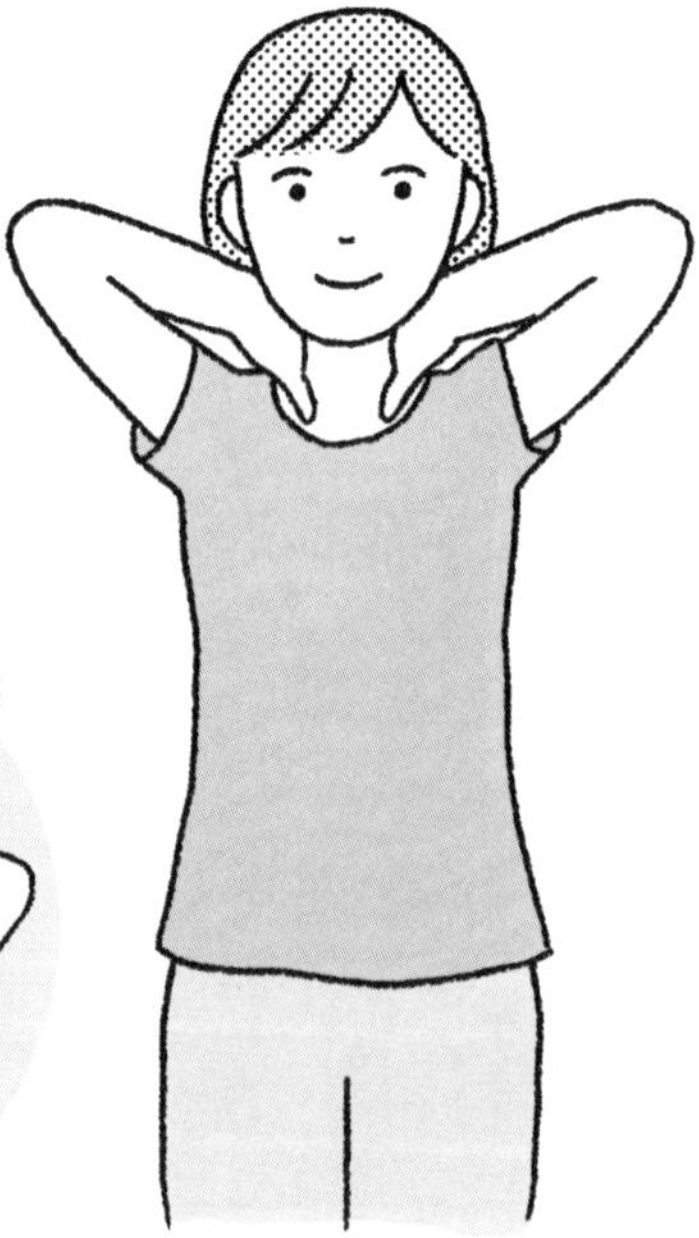

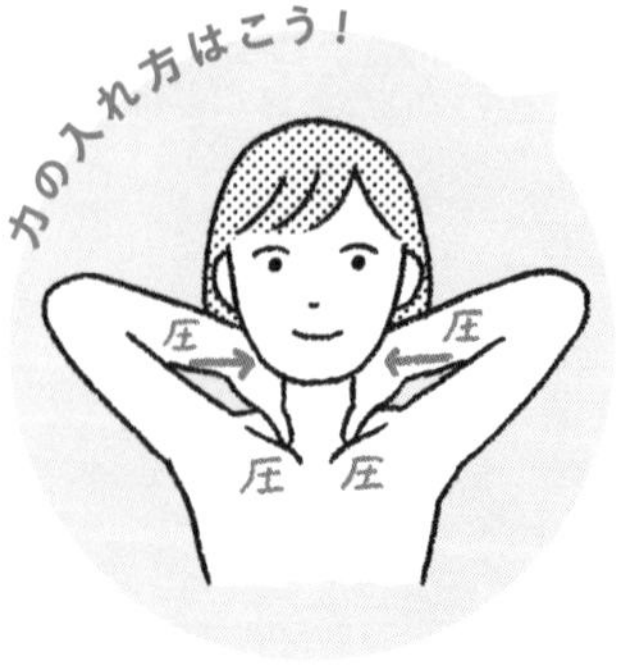

あと1分 熟睡まで

バンザイ リラックス

最後の1分はバンザイして深呼吸。
最初より伸びるようになったことに気が付いていますか？
1分経ったら腕を戻し、ゆっくりお休みください…

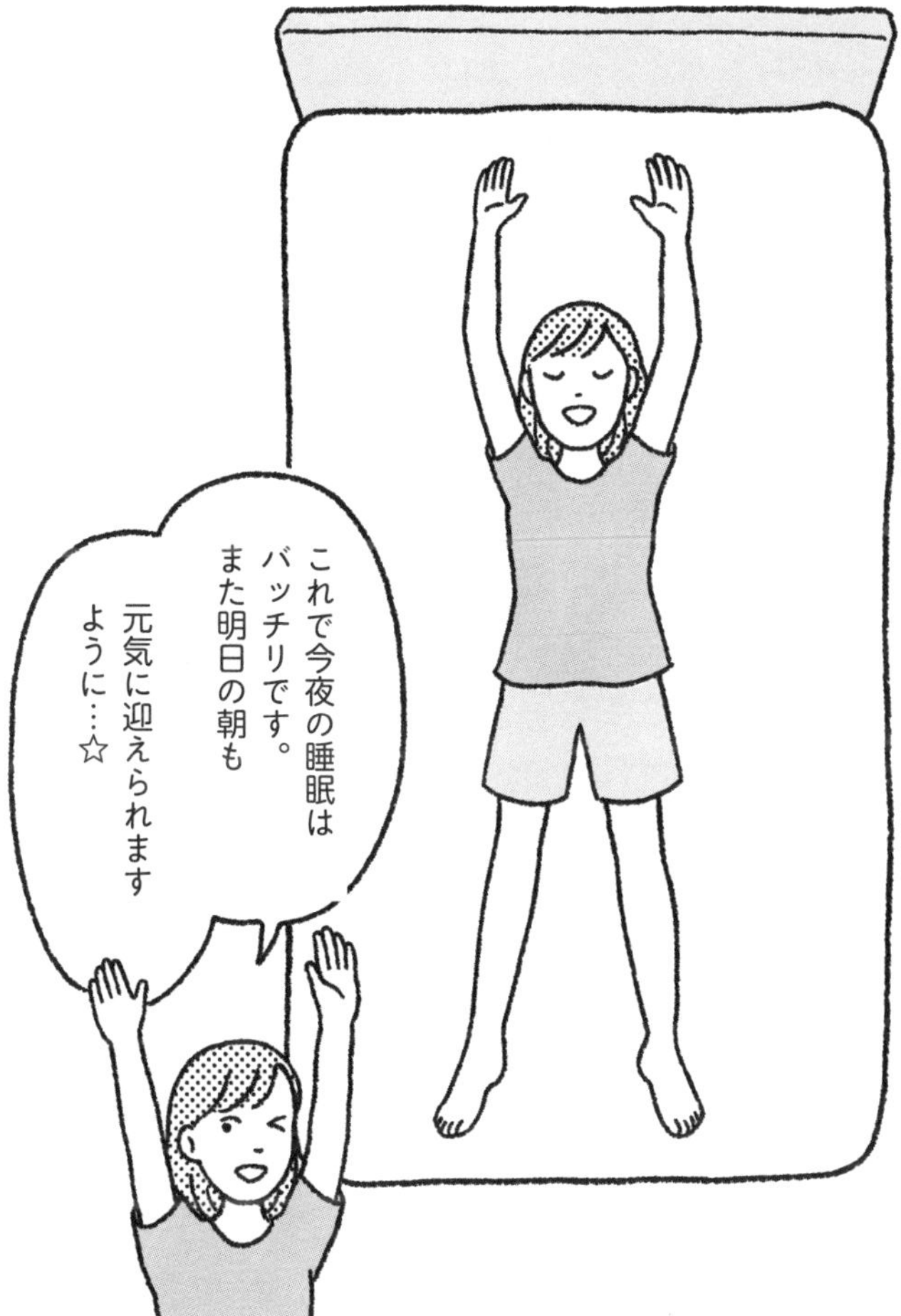
これで今夜の睡眠はバッチリです。また明日の朝も元気に迎えられますように…☆

第4章

生活スタイルを変えずに睡眠時間がのばせる！「ダイナミックストレッチ」

▼十分な睡眠時間を確保する最も現実的な方法

「ワキもみで熟睡できるようになって、朝から体がラクに感じる！」。まさにそれは、熟睡感を味わえた人の特権。

しかし熟睡できるようになったからといって、睡眠を甘く見てはいけません。

「ワキもみで寝ている間に効率的に回復できるんだからと、つい夜更かしをしてしまう」

「ワキをもめば熟睡できるんだからと、体調を整えるのをサボってしまう」

そんなことでは本当の熟睡とは言えません。

睡眠のゴールデンタイムの話で出たように、眠る時間帯に縛られることはなくとも、ある一定の睡眠時間の長さは必要になります。そのため、寝ると決めたら早く眠るのに越したことはありません。

しかし7～8時間の熟睡を得るために、残業を早く切り上げたり趣味の時間を削ったりすることは現実的ではありません。私たちは日頃から仕事や家事や育児に忙しく、毎日の睡眠時間を確保することさえ、とても難しくなっているからです。

ではどうしたら睡眠時間をのばせるのか？　答えは簡単。「寝付きをよくすればいい」だけです。

もちろん、「明日のためにもう眠ろう」と布団に入っても、なかなか寝付けなかったり眠たくなかったりという日もあると思います。

そんな時は眠くなるのを待ったり、ホットミルクを飲んだりと眠る努力をすることになるでしょう。しかしその時間もしっかりと眠れれば、どれだけ睡眠時間をのばせることでしょうか。

睡眠時間をのばすためには、生活スタイルの見直しや生活習慣の改善も確かに大事かもしれません。とは言っても、それができれば最初からしているでしょうし、理想論を並べているだけの気もします。

そこで、**実現の可能性が十分にあり、誰でも今日から簡単にできることは、寝付きをよくすることになる**のです。

▼寝付きをよくするために必要なものは一つだけ

では**早く寝付くには、何が必要か？　それは「体にいい疲れ」。前項でも触れた通り、疲れには「体にいい疲れ」と「体に悪い疲れ」の2種類が存在する**のです。

散歩やジョギングなど、体を動かした時に感じる疲れが「体にいい疲れ」。一方で、座りっぱなしなど体を動かさない時に感じる疲れが「体に悪い疲れ」です。

↓103ページ図8参照

しかし、だからといって「睡眠のために運動しましょう」なんて、そんな当たり前のことをわざわざお伝えしようとは私も思いません。言われなくとも、誰しもが「運動しなきゃ」「ジムにでも行こうかな？」「鍛えたほうがいいんだろうな…」と思っているに違いないからです。

にもかかわらず、多くの人はできないでいます。運動する時間がなかったり、仕事疲れの上に運動の疲れを重ねたくなかったり、単純に面倒だったり、理由は様々でしょう。

図8 疲れを感じる割にエネルギーを消費しておらず、寝付きが悪いパターン

一日中かかっちゃうな・・・
疲れた・・・

座りっぱなしで
PC作業

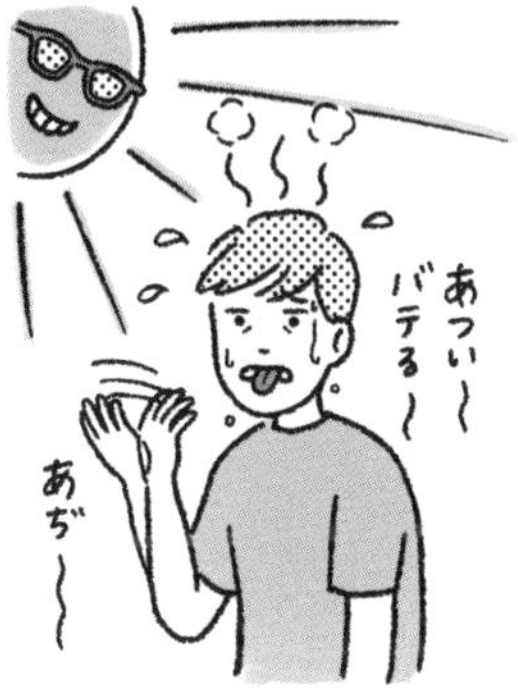
あつい〜
バテる〜
あぢ〜〜

真夏の紫外線を
いっぱい浴びた

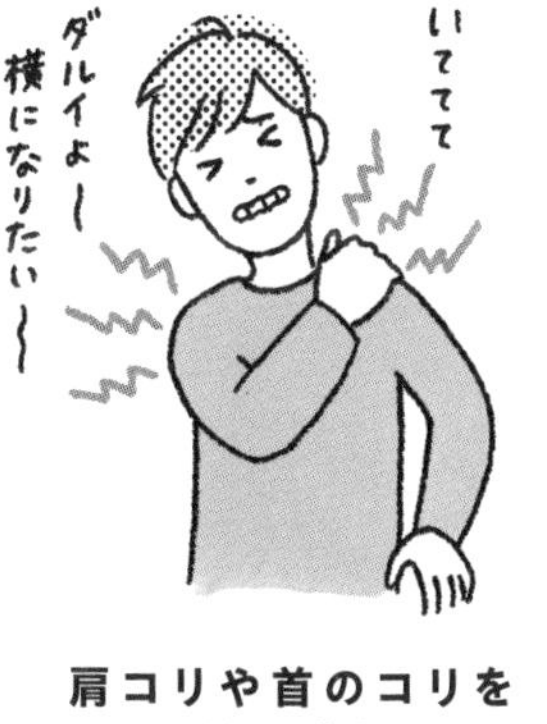
いててて
ダルイよ〜
横になりたい〜〜

肩コリや首のコリを
ひどく感じる

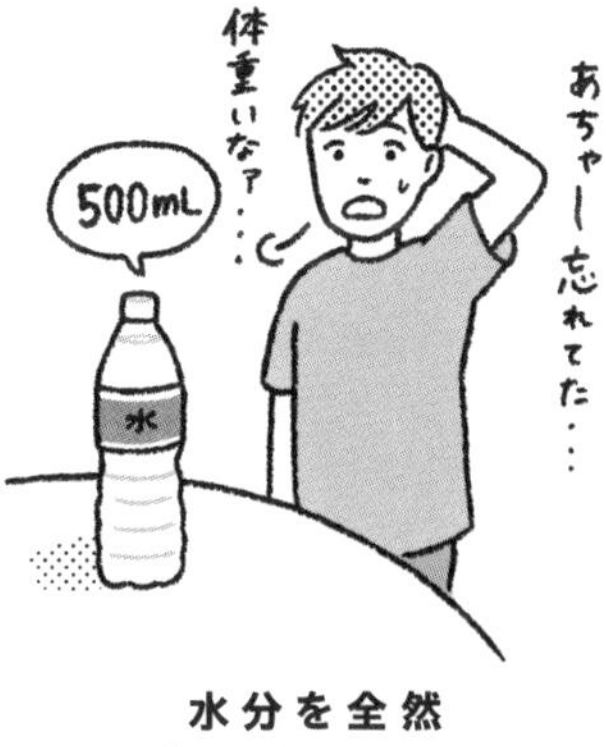
あちゃー忘れてた・・・
体重いなァ・・・
500mL
水

水分を全然
摂らなかった

どれも体に悪い疲れにより、眠れない

でも安心してください。運動しなくてもいい方法が実はあるのです。それが**本書で提案する「ダイナミックストレッチ」というもの**なのです！　そんな素晴らしい「体にいい疲れを生み出してくれるダイナミックストレッチ」については後ほど詳しくご紹介しますので、楽しみにしててくださいね。

ダイナミックストレッチの話をする前に、運動や疲れについて少し説明させてください。運動と一口にいっても様々なものがあります。

まずは、筋トレやジョギングなどは、筋肉の持続力を増やすことを目的とした、体力を増強させるための運動。

一方で、水泳やウォーキングなど「エネルギーを消費する」ことを目的とした運動こそが、眠りに直結しやすい運動であり「体にいい疲れ」を生み出すものなのです。というのは、**エネルギー切れが起きると人は誰でも眠くなってしまう**から。人間には「疲れたら寝る」という「恒常性維持機能」なるものが備わっているのです。

学校の体育の授業で、プールに入った時のことを思い出してください。プール後の授業中に襲ってくる睡魔と、何度も戦った思い出はないでしょうか。旅先の観光地を歩き回った日や、テーマパークではしゃいだ日の夜は、耐え切れずにいつもより早く寝てしまったという経験もあると思います。

恒常性維持機能とは、エネルギー切れの時に眠気を促し、睡眠中に回復しようとする生命の仕組みなのです。

以上から「体にいい疲れ」とは、エネルギー切れを起こしている時の疲れとなります。眠る前に体のエネルギーを使い切って、あの抗えないような睡魔を感じられれば、どんな人でも寝付きに悩むことはなくなります。

1日の終わりには、体に残ったエネルギーを使い切って、睡眠中に新たなエネルギーを回復できるように、空っぽにしておきましょう。

▼「スタミナ」と「エネルギー」は別物

寝付きをよくするには「体にいい疲れ」を感じさせ、エネルギーを使い切ることが大切です。

しかし、エネルギー消費をすれば眠れるといっても、眠りにふさわしい運動であることが重要です。ではどんな運動がふさわしいのか？　それは先ほども申し上げた通り、**エネルギーを消費する有酸素運動が、眠りにふさわしい運動**といえます。その例が、水泳やウォーキングとなるのです。

ここで少し、**「スタミナ」と「エネルギー」の違い**について説明させてください。

先ほど「筋トレやジョギングは、体力増強のための運動」と申し上げましたが、実は「体力＝スタミナ」というわけではありません。**体力とは、「筋力（パワー）」と「持久力（スタミナ）」の2つを合わせたもの**となります。

パワーとは、筋肉の強さのこと。重いものを持ち上げられたり、物を遠くに投げられたりなど、いわゆる「力持ち」な人を「パワーのある人」と言います。

一方で、スタミナとは心肺の持久力のこと。長距離を走っても呼吸が乱れなかったり、動悸や息切れをしない人を「スタミナのある人」と言ったりします。

体力はパワーとスタミナのバランスが大切です。パワーに自信のあるボディビルダーが50ｍ走っただけで息も絶え絶えになっていては「体力がある」とはならないし、マラソンランナーが10㎏のお米すら運べなかったら、それも「体力がある」とは言えないのです。

平均的な体力を100とすると、100以上は「体力がある」。一方で100未満だと「体力がない」と言えるでしょう。

そしてこの「体力」という器の中にある、**体を動かす源が「エネルギー」**なのです。↓108ページ図9参照

歩くにも仕事をするにも、映画を観るにも筋トレするにも、私たちが行うすべての行動は、エネルギーを消費しています。ただ、元々の体力に差があることから、**同じ行動でも人によって疲れ方が変わってくる**のです。↓109ページ図10参照

エネルギーの消費は筋トレなどの無酸素運動よりも、ウォーキングや水泳などの有酸素運動のほうがはるかに消費します。そのため、エネルギーを使い切って眠りを促すには、有酸素運動が最適なのです。

眠るために大切なのは、エネルギーを消費すること。1日の終わりに使い切って、最高に気持ちのいい寝落ちを味わいながら、朝までぐっすりと熟睡できる幸せを手に入れましょう。

図9

「運動をよくする人」と
「運動をしない人」との体力の違い

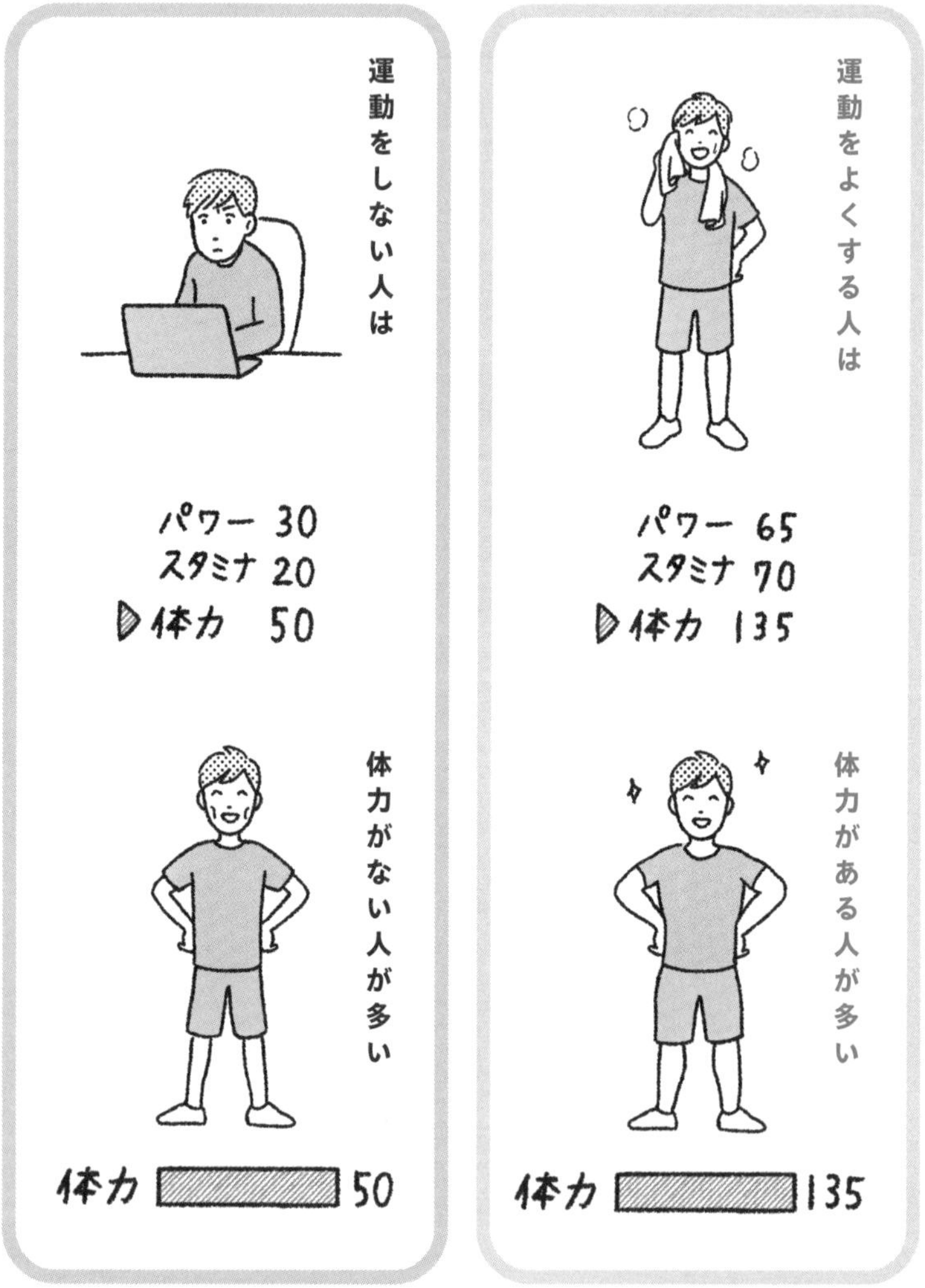
運動をしない人は
パワー 30
スタミナ 20
体力 50
体力がない人が多い
体力 50
運動をよくする人は
パワー 65
スタミナ 70
体力 135
体力がある人が多い
体力 135

図10 同じことをしても、体力があるかないかで、結末は大きく変わる

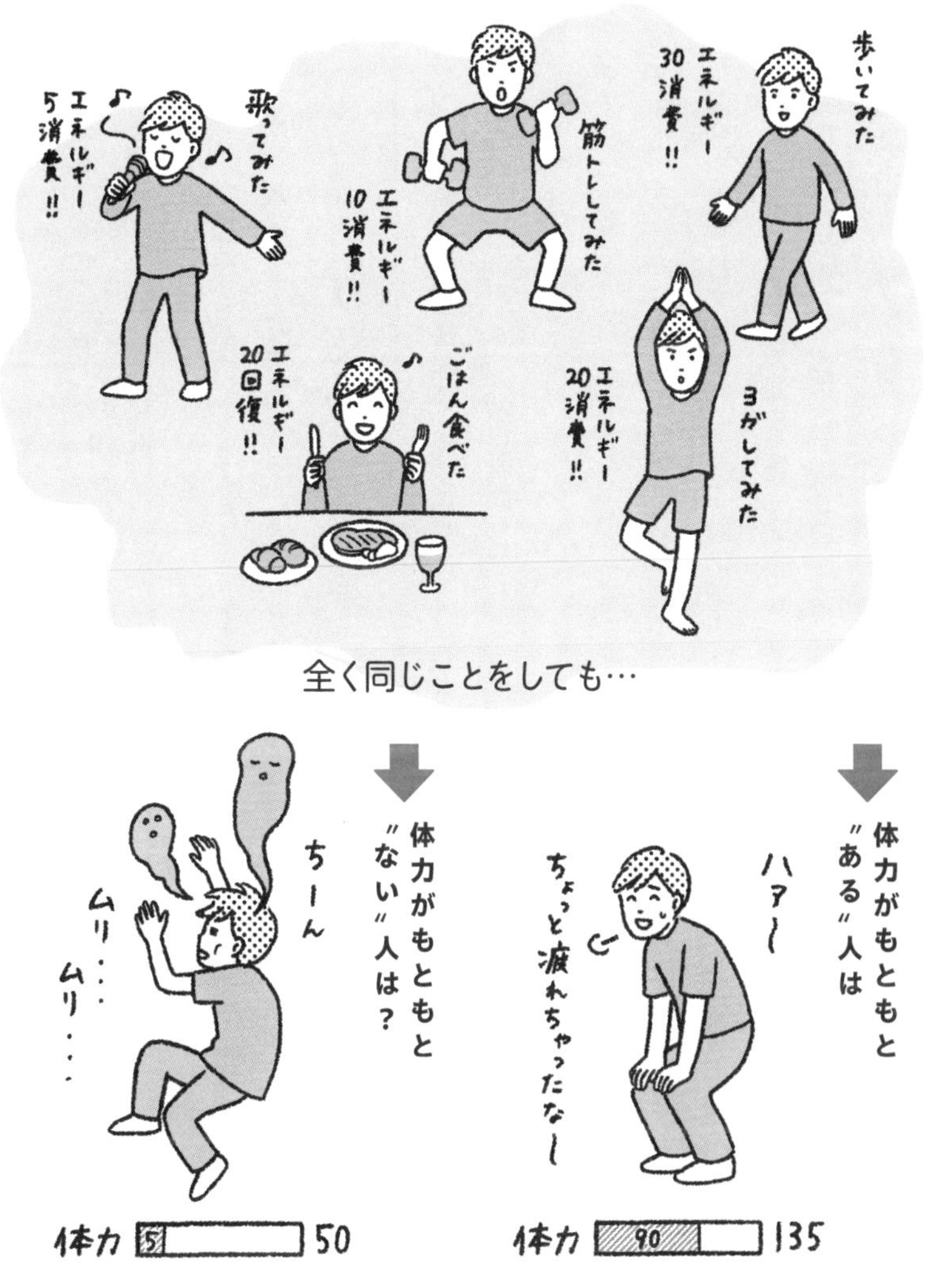

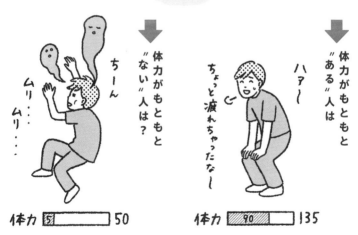

▼寝付きの早さは子どもをお手本にする

　エネルギーが消費され使い切ってしまうことで眠りが促される。しかし、体力がなさすぎるとエネルギーの枯渇が夜ではなく日中に起こってしまうかもしれません。

　よく小さなお子さんが遊びの帰りや夕飯時に、ご飯を食べながら寝てしまうという光景を見たことはないでしょうか？　一説によると、あれはエネルギー切れにより恒常性維持機能が働き、回復しようとしている真っ最中だともいわれています。睡眠はエネルギーの回復時間。いわば、再び動けるようになるまでの充電時間となります。

　私は子どものころ、母親に「保育園の『お昼寝の時間』では絶対に寝てくるな」という指令を出されていました。当時は理由が全然わからなかったのですが今振り返ってみると、私を夜に早く寝かし付けたかった母からすれば、「保育園での充電なんて言語道断」ということだったのでしょう。

　お昼寝をしていない私は、夕飯時には「食べたいけど眠い」という葛藤のなかで船を漕ぐ毎日でした。そのため夜は起きることなく、朝までぐっすり熟睡。子どもながらに、睡眠の心地よさは体で覚えてしまいました。

保育園では塗り絵をしたり折り紙で作品を作ったり、紙芝居を観賞したりなど、エネルギーをあまり消費しない日も多かったのですが、それでも子どもの体力なんて知れたもの。どうしてもお昼寝の時間に我慢できずに寝てしまい、迎えにきた母親に「あんた今日、お昼寝したね!?」といった具合に、午後の元気さでバレてしまうのでした。

そんな日の夜はもう眠れない。エネルギーがあり余り、全く眠たくないのです。それでも母は、あの手この手で私のエネルギーを消費させて、眠らせてくれていました。

大人になって体力が増えた私たちは、船を漕ぎながら夕飯を食べることはめったにないでしょう。それればかりか、夜になってもエネルギーを使い果たすことなく、深夜0時をまわって次の日になってもまだ目が冴えているという人も多いのではないでしょうか。

眠りたい時間には恒常性維持機能を働かせ、寝入りをコントロールできるようにしてください。

↓112ページ図11参照

恒常性維持機能とは「体を元の状態に戻そうとする機能」のこと

図11

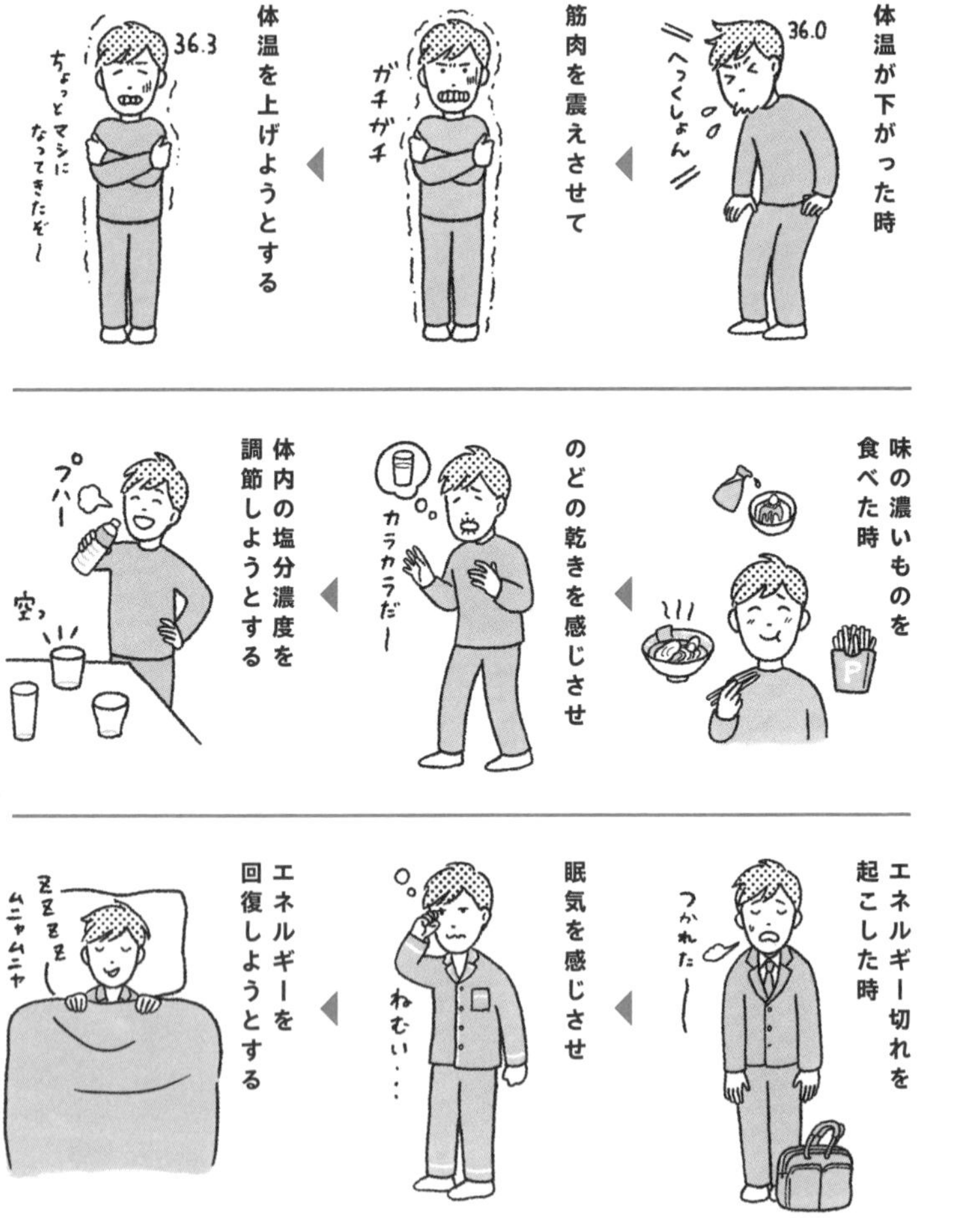
体温が下がった時
36.0
へっくしょん
筋肉を震えさせて
ガチガチ
体温を上げようとする
36.3
ちょっとマシになってきたぞ〜
味の濃いものを食べた時
P
のどの乾きを感じさせ
カラカラだ〜
体内の塩分濃度を調節しようとする
プハー
空っ
エネルギー切れを起こした時
つかれた〜
眠気を感じさせ
ねむい…
エネルギーを回復しようとする
ZZZZ
ムニャムニャ

これらは全て生まれた時から備わっている機能

▼5分で眠くなる魔法のストレッチ

水泳やウォーキングでスタミナを消費すれば、眠気を感じる仕組みが人間の体には備わっています。眠る前にその日のエネルギーを使い果たすことで自然と睡魔に襲われ、寝付きの悪さに悩まされることはなくなるでしょう。

とはいってもお気付きの方も多いと思いますが、問題はその「エネルギー切れ」を起こす方法。水泳なんて、プールがある場所が限られているため簡単にはできません。ウォーキングだって睡魔を感じるほどのエネルギー切れを起こさせるためには、いったい何時間歩かなければならないのでしょうか？

そもそも睡眠時間を削らないために寝付きをよくしようとしているのに、エネルギーを消費するために時間がかかってしまっては本末転倒です。

せっかくなら、仕事終わりに自宅に帰ってきて、寝るまでの間にサクッとエネルギーを使い切れる方法があるといいですよね。ですがそんなうまい話があるのでしょうか？

大丈夫、そんなうまい話があるんです！　それは、**1日の終わりにストレッチをすること**。

「エネルギーを消費しなきゃいけないのに、ストレッチなんかしてリラックスして平気なの？」などと、驚いた方もいらっしゃるでしょう。

しかしここで言うストレッチは、**リラックスするためのストレッチではなく、エネルギーを消費するためのストレッチのことを指しているのです。「ダイナミックストレッチ」と呼ばれるもの**となります。

ストレッチは大きく2種類あって、一つはリラックスや筋肉を伸ばすことを目的とした、筋肉を休ませるために行う**「静的ストレッチ」**。静的ストレッチは、よくある睡眠本に推奨されているストレッチで、眠る前に興奮を抑えるために、ゆっくりじっくり筋肉を伸ばして眠りに導こうというものです。

もう一つは反対に、走り込みやスポーツ前にケガをしないよう体をウォーミングアップする時に行う、筋肉を目覚めさせることを目的とした**「動的ストレッチ」**。動的ストレッチは、一般的に「準備運動」と表現されることが多いので、皆さんはあまり耳にしたことはないかもしれません。これを別名で「ダイナミックストレッチ」と呼びます。

眠る前には、この「動的ストレッチ＝ダイナミックストレッチ」でエネルギーを消費すればいいのです。

そう言われると、「寝る前に準備運動して目が冴えないの？」と不安に思われる方もいるかもしれませんが、大丈夫。安心してください。

ダイナミックストレッチによって交感神経が優位になってもそれは一時的なもので、呼吸が落ち着けば副交感神経が優位になり、ホッと一息付くようにリラックスモードになります。

その後に行うベッドでのワキもみでも、血流がよくなって副交感神経が優位になり、エネルギー切れによる睡魔に身をゆだねることができるのです。

睡魔を呼ぶダイナミックストレッチは全部で5つ。1種類を1分ずつ、だまされたと思って、真剣に本気でやってみてください。そのたった5分であなたの寝付きは確実に変わります。

これからは夜な夜なウォーキングをする必要も、ヘトヘトになってしまう過度な運動も必要ありません。眠るためには、簡単に、時短で、エネルギーを消費できるダイナミックストレッチが、あなたの悩みを解決へと導いてくれます。

▼「食事→ストレッチ→入浴→ワキもみ」の順番を必ず守る

1日の終わりに家で過ごす睡眠前の時間は、極上の眠りを味わう準備のために使いましょう。気持ちのいい寝落ちに身を任せ、夜通しぐっすり眠り朝は元気に起きられる。そんな睡眠を、早速今日から味わうために…。

正しい快眠には、正しい手順があります。それは、夜の食事の後にダイナミックストレッチを行うことです。エネルギーは食事でも回復できてしまうため、ストレッチ前に食べ終えるようにしておきましょう。

「もう歩けない…」なんて時におにぎり一つ食べるだけで元気が出たり、「もうひと仕事！」なんて時にチョコレートで小腹を満たすとヤル気が出たりと、食べるという行為にはエネルギーチャージ力があるのです。そのため、この順番は必ず守るようにしてください。

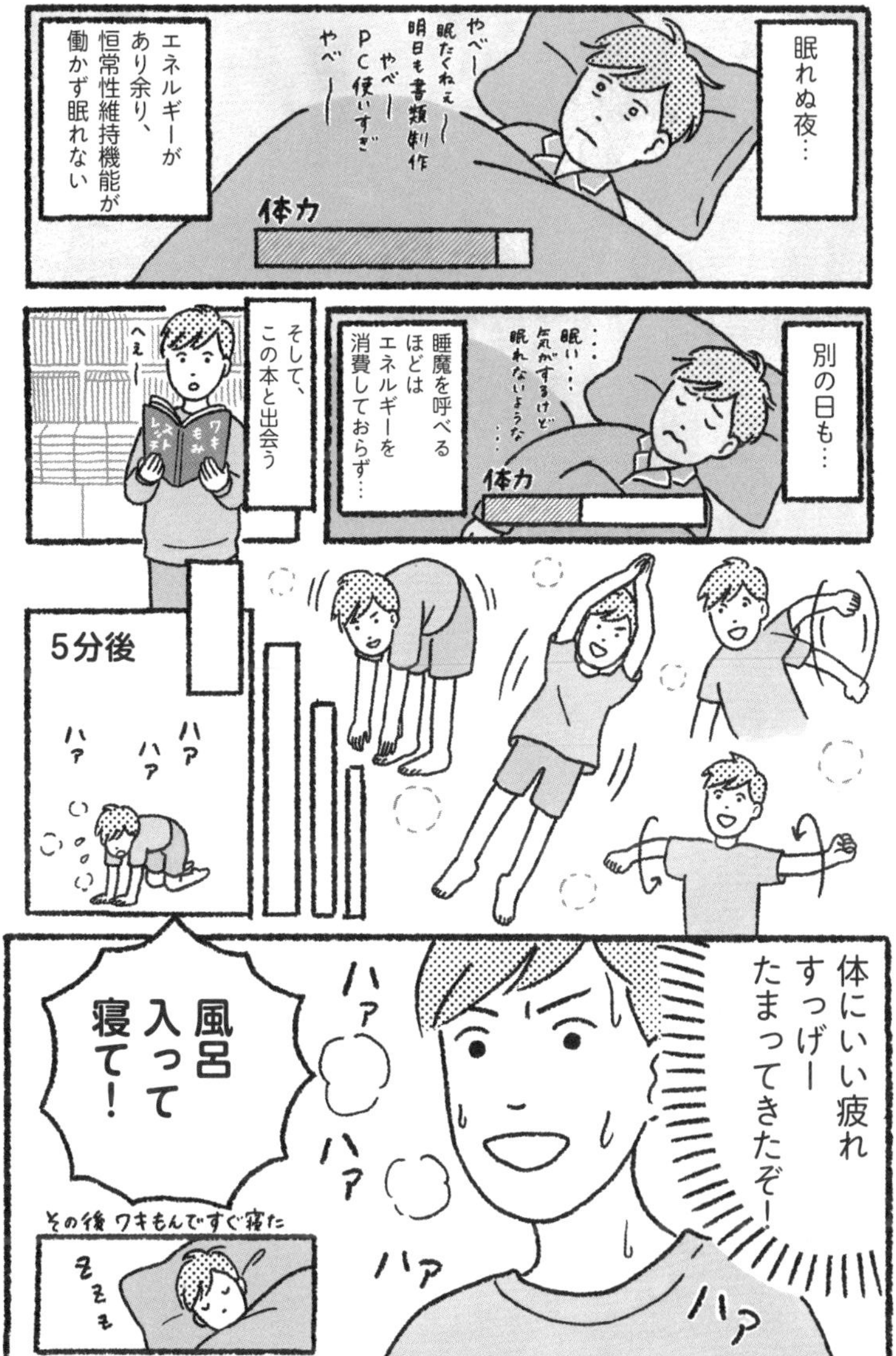
眠れぬ夜…
やべー
眠たくねぇ～
明日も書類制作
やべー
PC使いすぎ
やべーー
体力
エネルギーがあり余り、恒常性維持機能が働かず眠れない
別の日も…
…眠い…気がするけど眠れないような…
体力
睡魔を呼べるほどはエネルギーを消費しておらず…
そして、この本と出会う
へぇ～
ワキもみストレッチ
5分後
ハァ
ハァ
ハァ
体にいい疲れすっげーたまってきたぞー
ハァ
ハァ
ハァ
ハァ
風呂入って寝て！
その後 ワキもんですぐ寝た
ZZZ

また、真剣に本気で行うダイナミックストレッチは、たった5分間とはいえ、じんわりと汗がにじみます。そのまま寝てしまうと**翌朝の体臭の原因にもなりかねないため、ダイナミックストレッチ後には入浴をオススメします。**

ダイナミックストレッチで筋肉を目覚めさせた後は、ワキもみによって血流をよくしていきます。

交感神経を鎮め副交感神経が優位になるよう、リラックスしてワキをもみましょう。コリという血流の妨げを取り除けば、夜通しぐっすりと眠れる準備が整うのです。

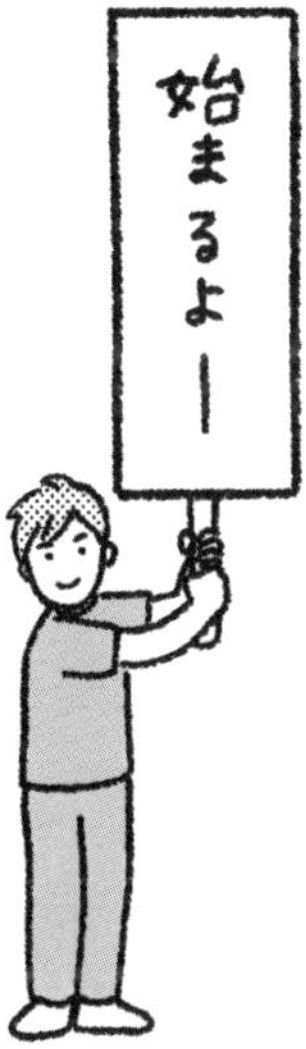
始まるよー

ダイナミックストレッチの注意点

1 無理をしない

痛みや違和感がある状態で続けると、事故に繋がります。負荷の軽いものから様子を見ながら始めましょう

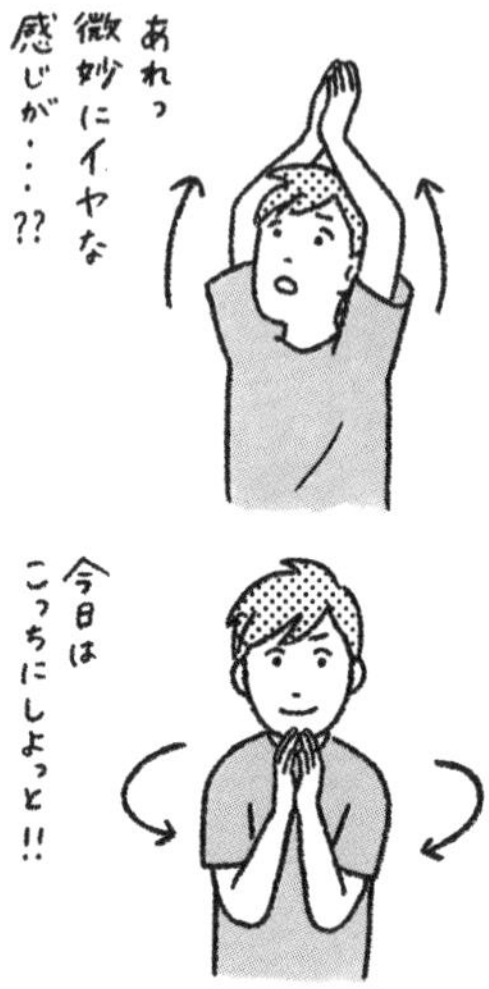

あれっ
微妙にイヤな
感じが・・・??
今日は
こっちにしよっと!!

2 真剣にやって楽しむ

真剣にやると筋肉に正しいアプローチができます。そうすると1分間でも体にいい疲れをドッと味わうことにも繋がります。思わず笑いそうになるしんどさを楽しんでみてください！

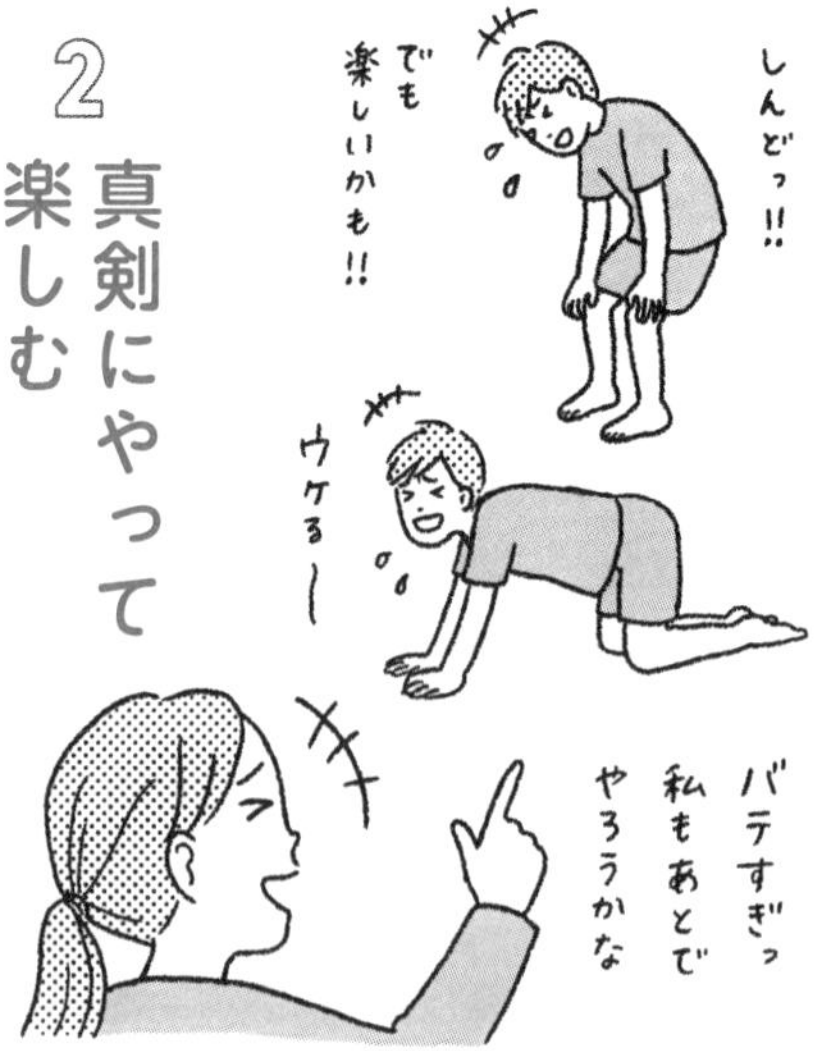

しんどっ!!
でも
楽しいかも!!
ウケるー
バテすぎっ
私もあとで
やろうかな

3 スピードに注意

睡眠のためのダイナミック
ストレッチはスピードが重要。
ゆっくり行うものか、
素早く行うものか、
必ずチェックしましょう。
各々で回数などは載せていますが、
あくまで目安。
無理のない範囲で行いましょう

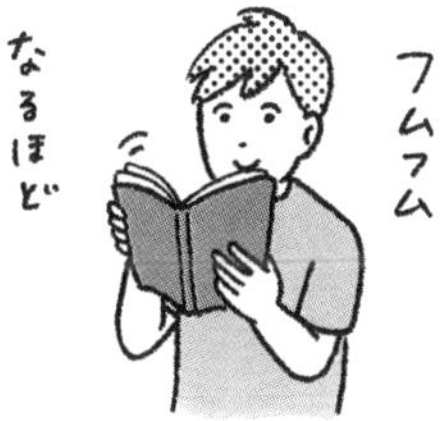
フムフム
なるほど

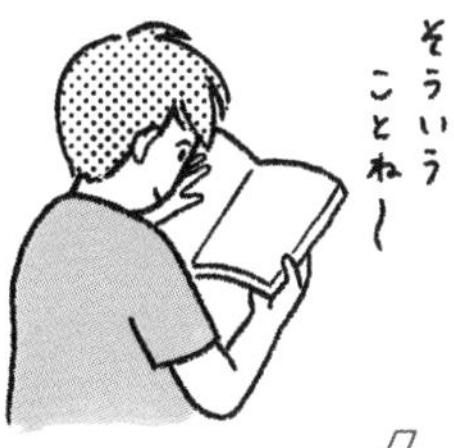
そういうことねー

4 5種類全てやりましょう

種類ごとに使う筋肉が違います。
気持ちよく寝落ちするための
5種類を1分間ずつ、
計5分間行いましょう

5 食事はストレッチ前に終えておく

全てのエネルギーを使い切るため、
食事は終わらせておく。
ただし食後30分～1時間は空けること

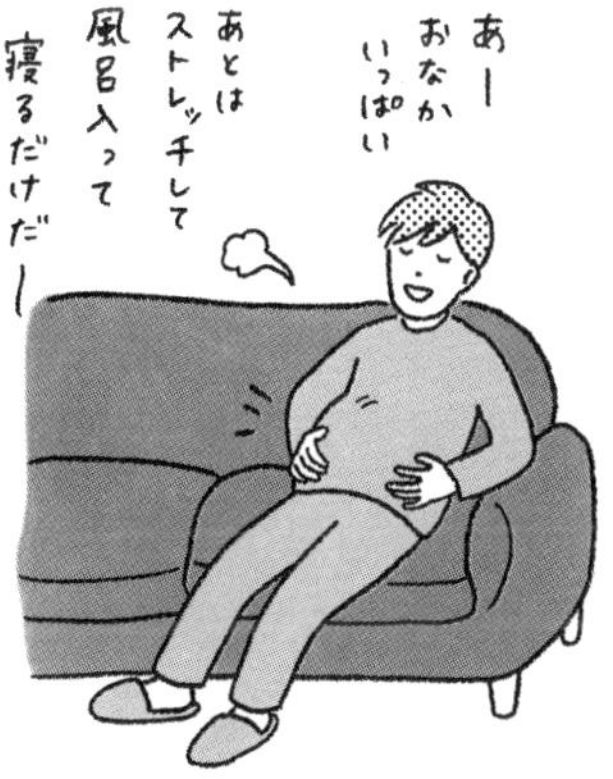
あーおなかいっぱい
あとはストレッチして風呂入って寝るだけだー

エネルギー切れまで あと 5分

＼全力！／

ファイティングポーズ

［使う筋肉はココ！］

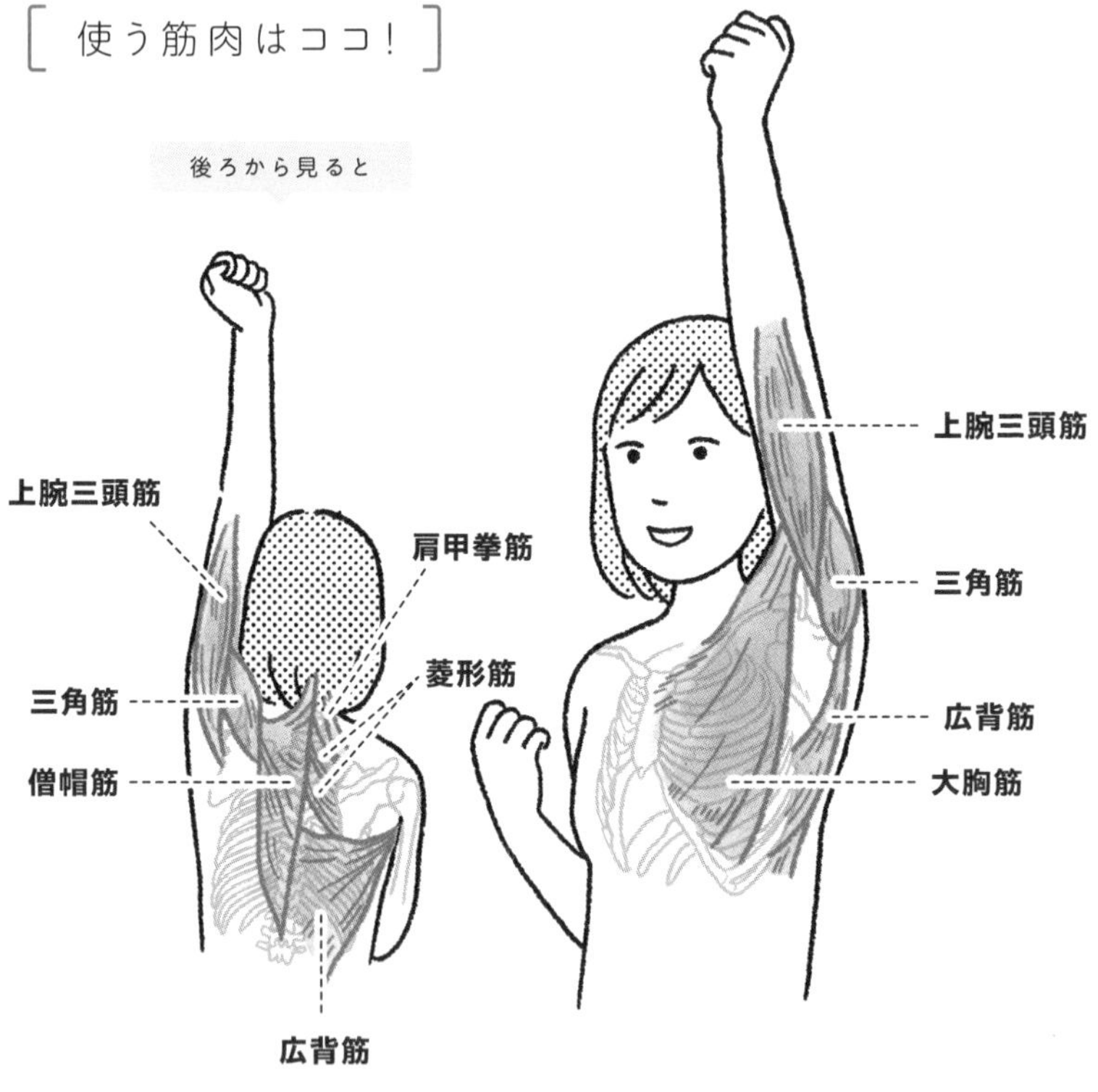
後ろから見ると
上腕三頭筋
三角筋
僧帽筋
肩甲挙筋
菱形筋
広背筋
上腕三頭筋
三角筋
広背筋
大胸筋

ストレッチのコツ

POINT 1 ひじを真っすぐ伸ばして、脇腹の伸びを感じること

POINT 2 アゴを引く。しっかり効かせるために

POINT 3 スピーディーに行うこと

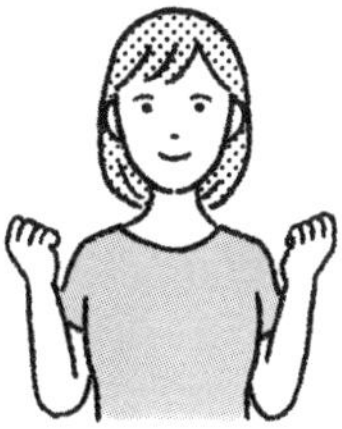

準備ポーズ

ひじを曲げて「ファイティングポーズ」を作ります。この時肩の力を抜いて、アゴを引き胸を張るのがポイント

実践

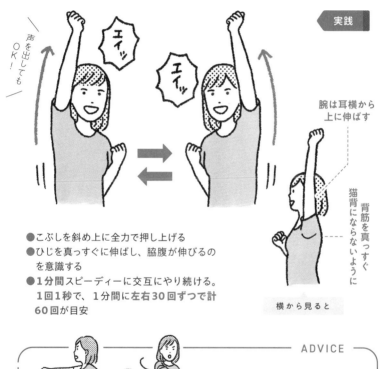

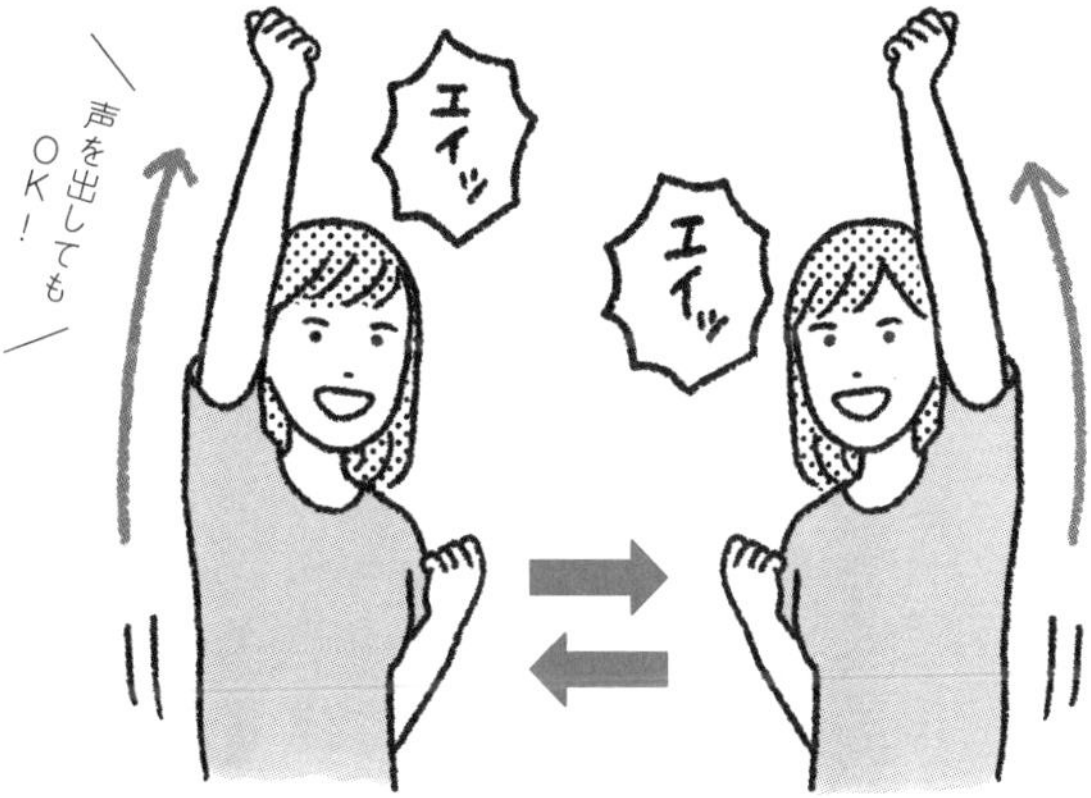
声を出してもOK！
エイッ
エイッ

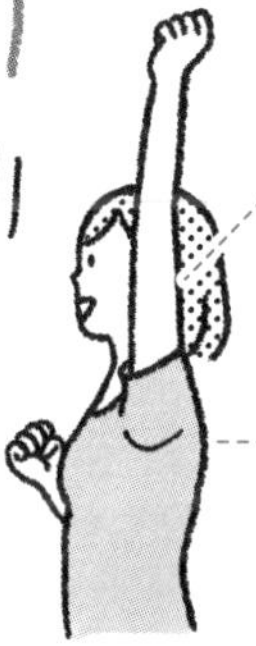
腕は耳横から上に伸ばす
背筋を真っすぐ
猫背にならないように
横から見ると

- こぶしを斜め上に全力で押し上げる
- ひじを真っすぐに伸ばし、脇腹が伸びるのを意識する
- **1分間**スピーディーに交互にやり続ける。**1回1秒**で、1分間に**左右30回ずつで計60回**が目安

ADVICE

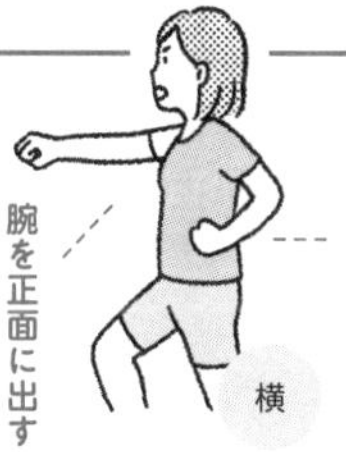
腕を正面に出す
横

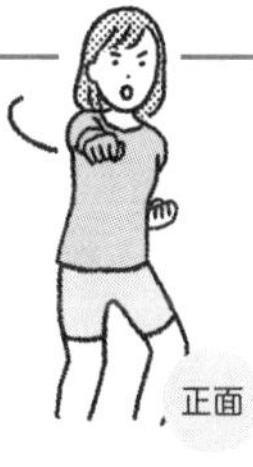
背筋を真っすぐ
正面

腕が上がらない人・痛みを感じる人は…

正拳突きを1分間全力で行います。腕を伸ばすだけでなく、腰を回して腕が前に出るようにも意識して行いましょう

エネルギー切れまで あと 4 分

優雅にエア背泳ぎ

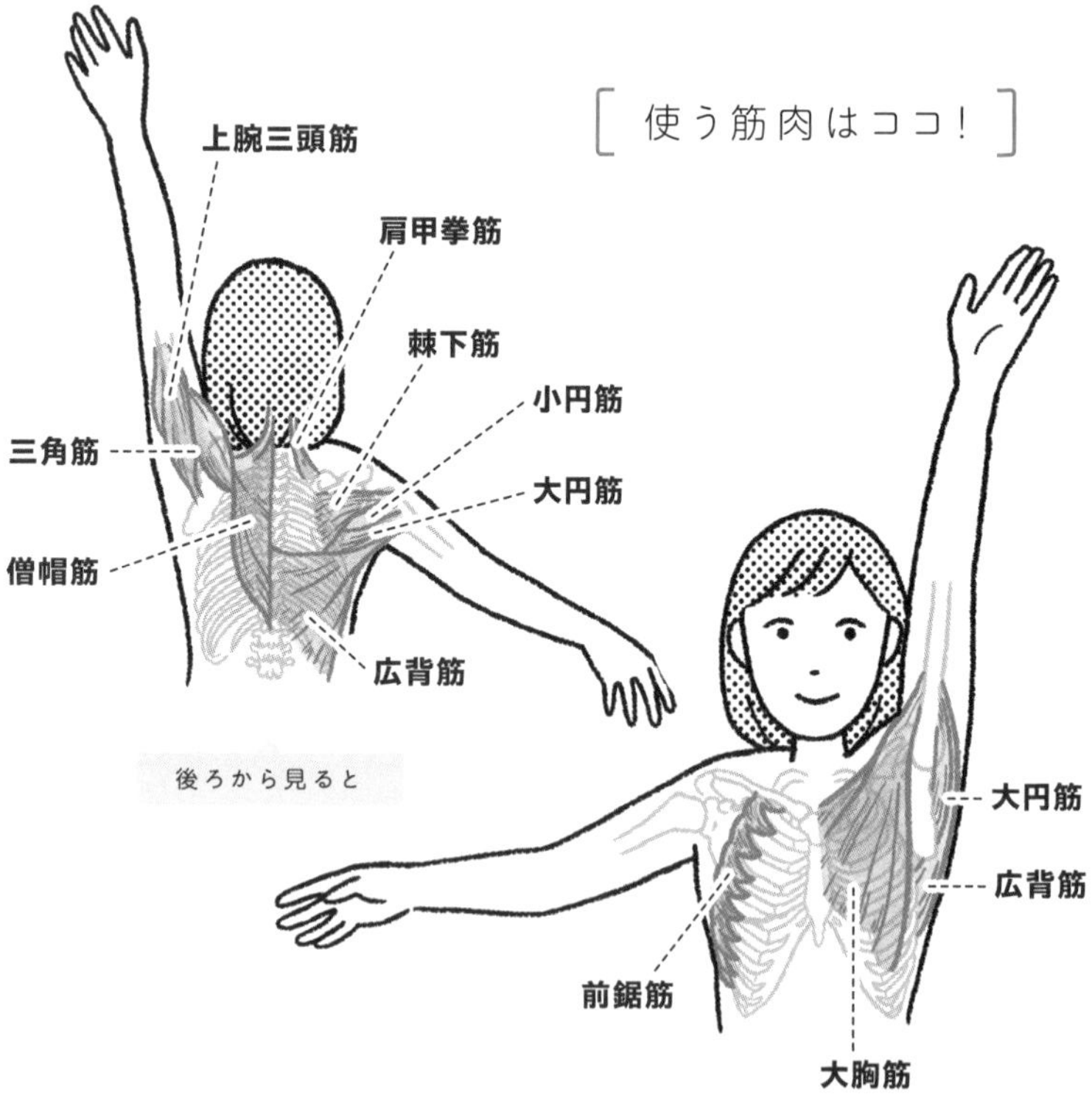

使う筋肉はココ！
上腕三頭筋
肩甲挙筋
棘下筋
小円筋
大円筋
三角筋
僧帽筋
広背筋
後ろから見ると
大円筋
広背筋
前鋸筋
大胸筋

ストレッチのコツ

POINT 1 大きな円を描くように肩を回す

POINT 2 「ゴリッ」「ボキッ」と鳴っても大丈夫。蓄積したコリが原因なだけなので

POINT 3 ゆっくり・大きく回す（※片腕1周5秒が目安）

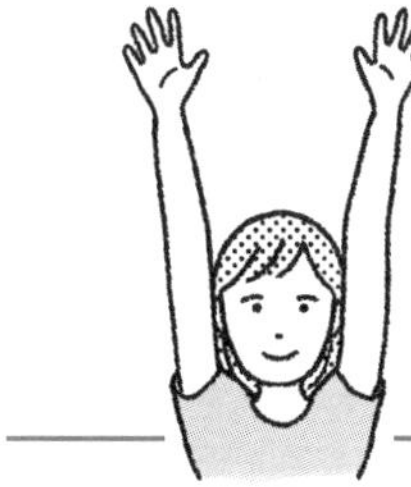

準備ポーズ

バンザイして手のひらを正面に。腕を耳の横に近付けるのがポイント。アゴは引く

実践

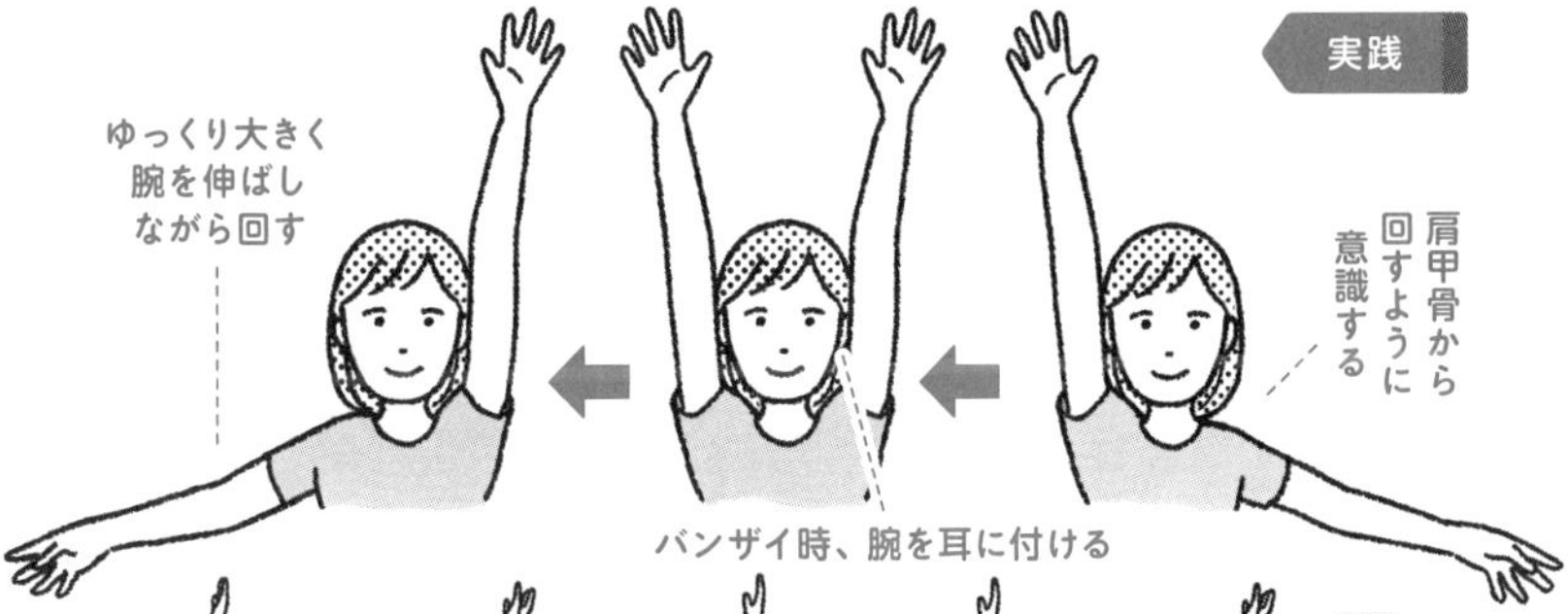
ゆっくり大きく
腕を伸ばし
ながら回す
肩甲骨から
回すように
意識する
バンザイ時、腕を耳に付ける

横から見ると

- 背泳ぎをするように大きく後ろへ腕を回す
- 元の状態に戻ったら反対の腕も回す
- ゴリゴリと音がしても、痛みがなければ続けて大丈夫！
- 片腕1周**5秒**が目安

ADVICE

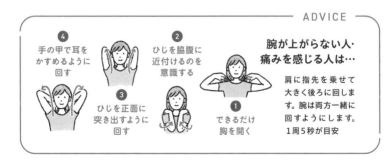

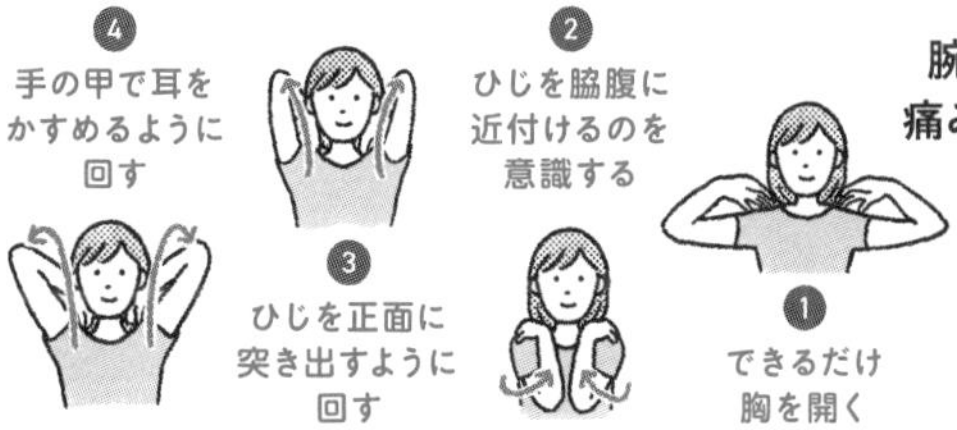
❶
できるだけ
胸を開く
❷
ひじを脇腹に
近付けるのを
意識する
❸
ひじを正面に
突き出すように
回す
❹
手の甲で耳を
かすめるように
回す

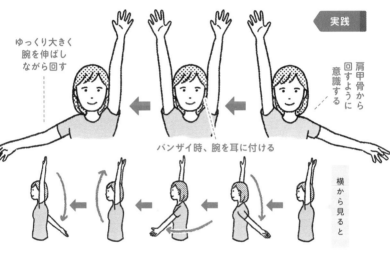

腕が上がらない人・痛みを感じる人は…

肩に指先を乗せて大きく後ろに回します。腕は両方一緒に回すようにします。1周5秒が目安

エネルギー切れまで あと 3分

ラクチン相撲スクワット

［ 使う筋肉はココ！ ］

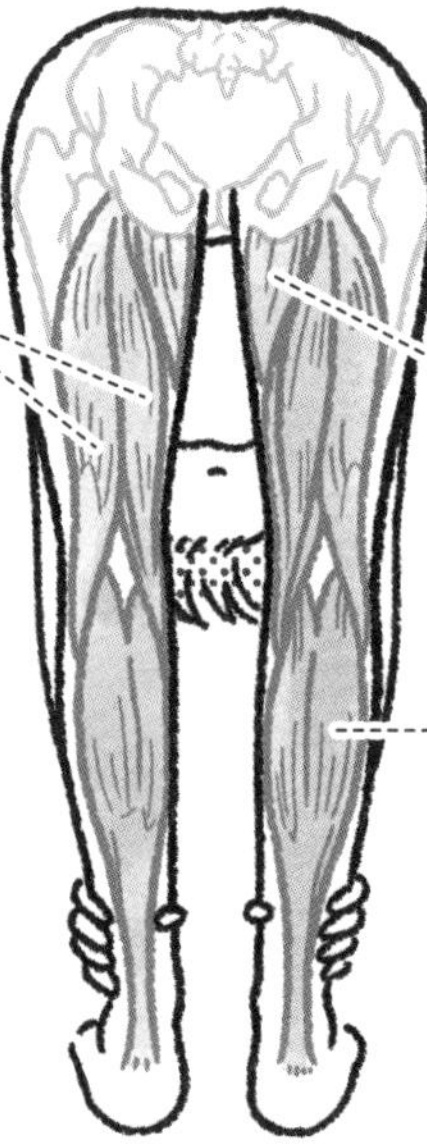
お尻〜脚
ハムストリングス
内転筋群
下腿《かたい》三頭筋

横から見ると

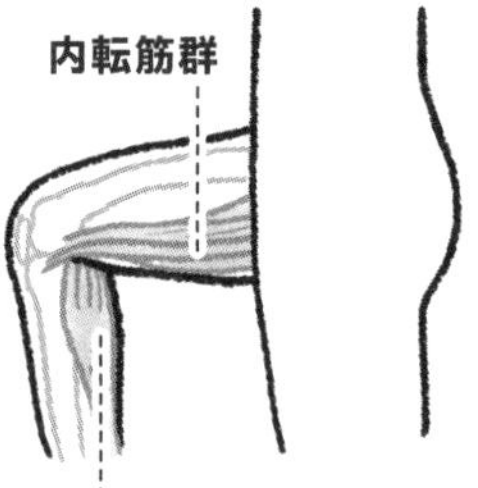
内転筋群
下腿三頭筋

ストレッチのコツ

POINT 1 かかとが浮いても
足首から手を離さないようにする

POINT 2 顔を上げない（※開いた足の間の中央を見る）

POINT 3 息を止めないように気を付ける

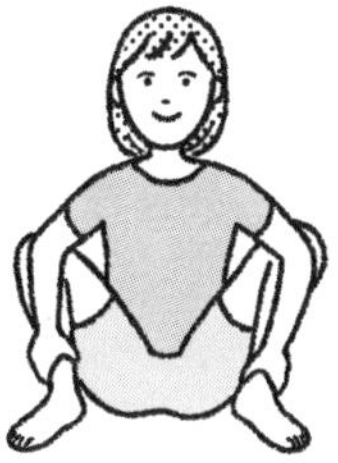

準備ポーズ

背筋を真っすぐ伸ばし、足首をつかむ（手の甲が正面を向くように）。つま先は少しだけ外向きに。かかとが床に付かない人は、浮かせても大丈夫です

実践

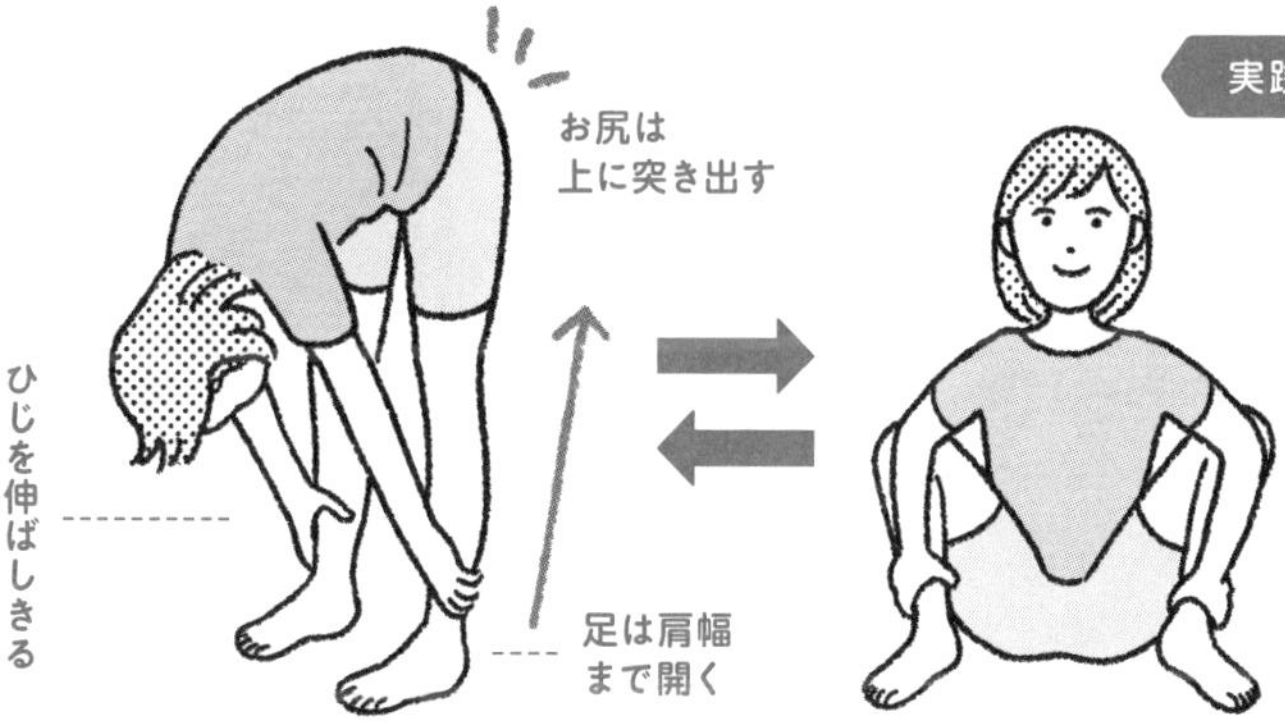
お尻は
上に突き出す
ひじを伸ばしきる
足は肩幅
まで開く

- お尻を持ち上げてひざ裏をしっかり伸ばす。かかとは床に付ける。この時体重は、つま先に移動させて体を支える
- 顔を上げずに足と足の間を見続ける
- 息を止めないように気を付けながら行う
- お尻を上げる動作＆上げた状態をキープするのに**2秒**、お尻を下げる動作＆しゃがんだ状態をキープするのに**2秒**かける。**1分間に計15回ほど**、お尻の上げ下げを行う

ADVICE

姿勢が保てない人・痛みを感じる人は…

イスを用意して、立ったり座ったりを繰り返す。

❶ イスに浅く座り、両腕を前に出す
❷ 勢いを付けずに、息を吸いながらゆっくり立つ。お尻は浮かせた状態で、２秒間制止する
❸ 息を吐きながら腰を下ろし、２秒間座る。再び②の動作を行う

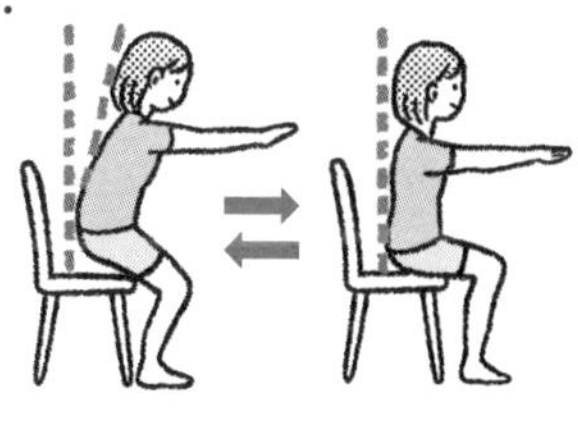

エネルギー切れまで

あと

2

分

歌舞伎風 腕ねじり

［ 使う筋肉はココ！ ］

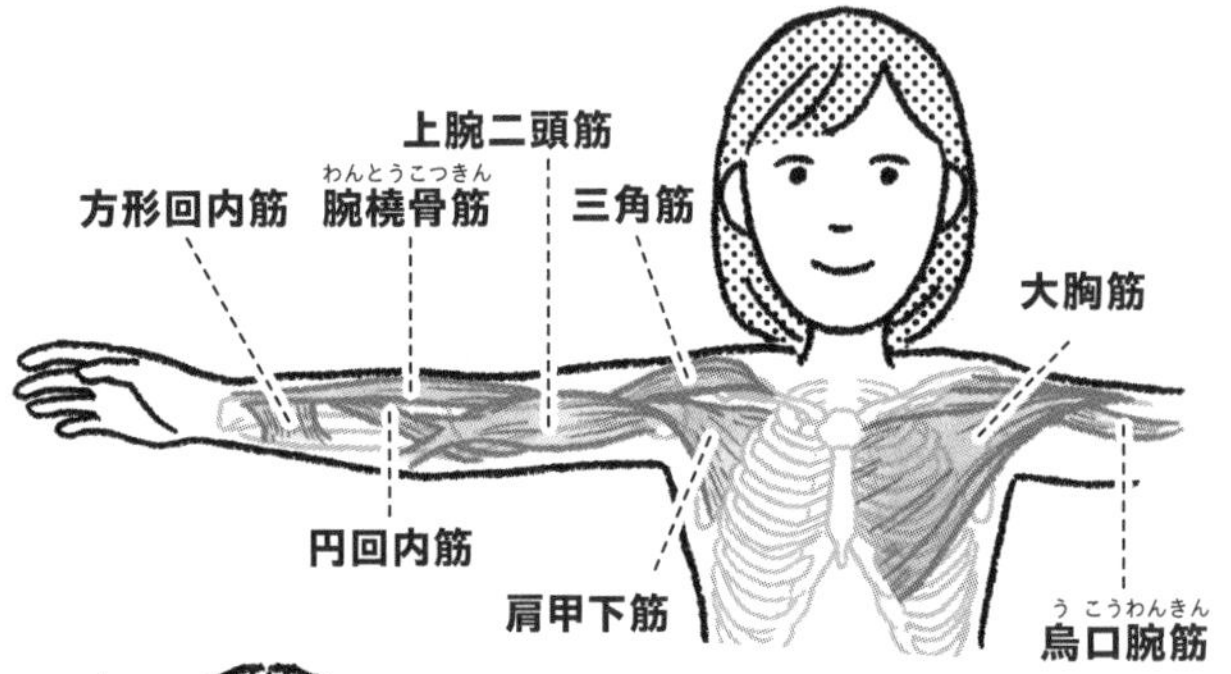
上腕二頭筋
方形回内筋
腕橈骨筋《わんとうこつきん》
三角筋
大胸筋
円回内筋
肩甲下筋
烏口腕筋《うこうわんきん》

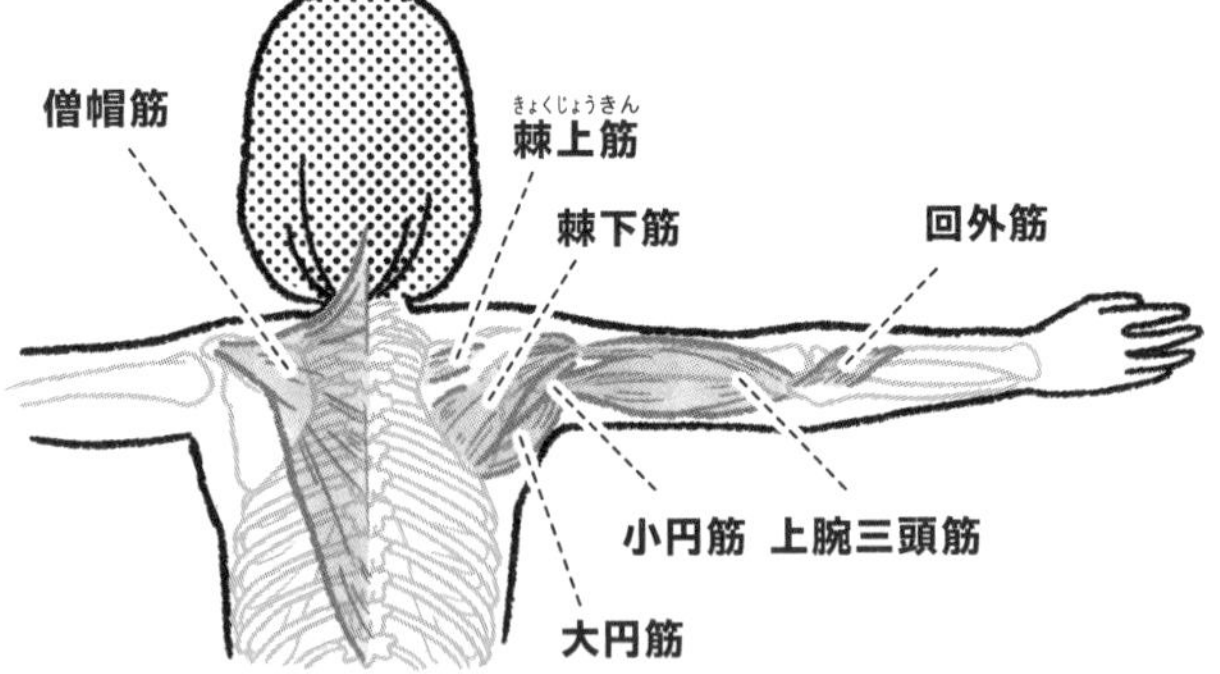
後ろから見ると
僧帽筋
棘上筋《きょくじょうきん》
棘下筋
回外筋
小円筋
上腕三頭筋
大円筋

ストレッチのコツ

POINT 1 スピードよりねじりきることを大事にする

POINT 2 ひねった後は歌舞伎の「見得を切る」ようなキメのポーズをする

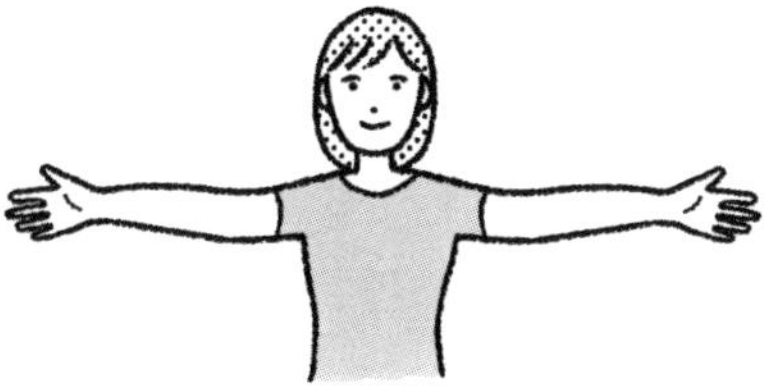

準備ポーズ

大きく手を広げ、「おいで」のポーズをとる。胸はできるだけ張る

実践

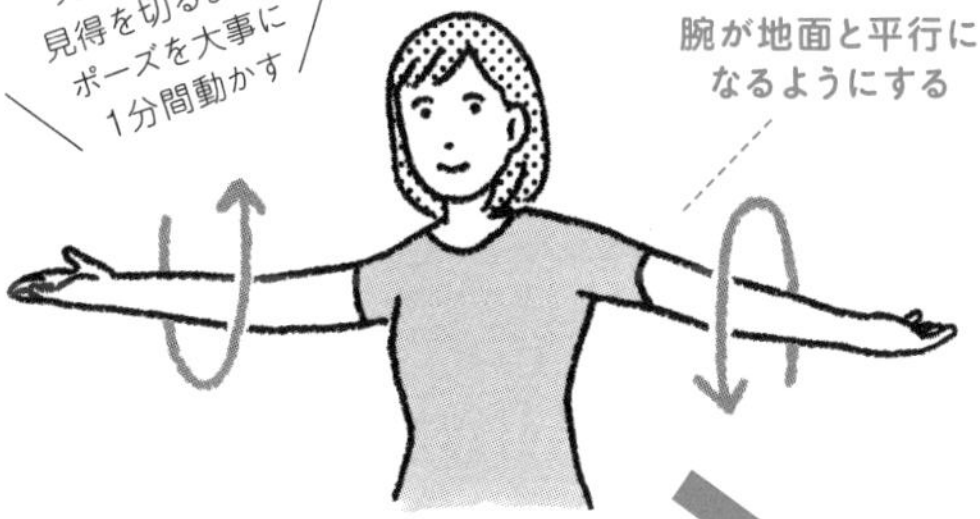
スピードよりも
見得を切るような
ポーズを大事に
1分間動かす
腕が地面と平行に
なるようにする

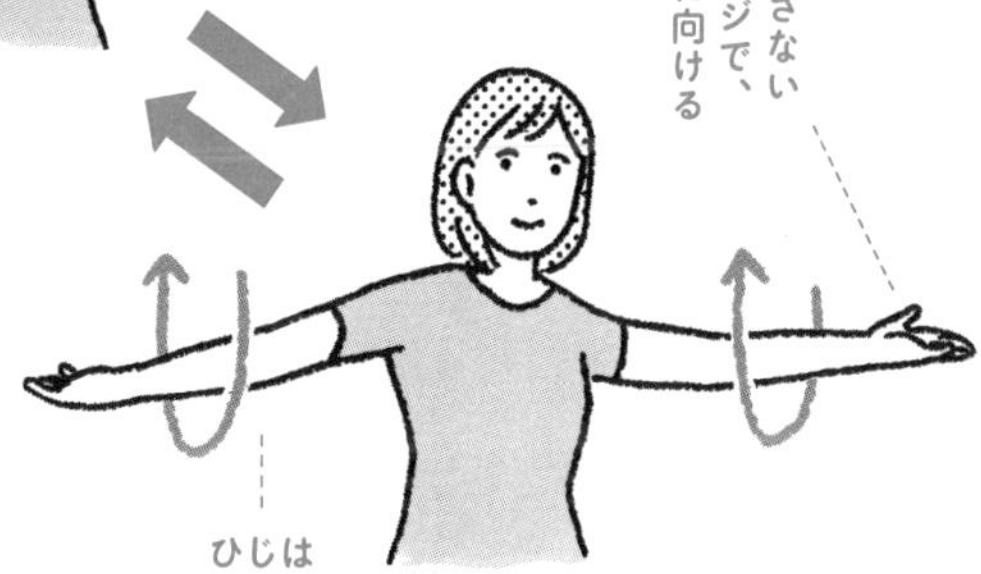
器の水をこぼさない
ようなイメージで、
手のひらを上に向ける
ひじは
伸ばしておく

- 大きく広げた腕を、左右で反対になるように前後にひねる
- 肩からねじる
- 手のひらが常に上向きになるように意識する
- ペースとしては、**1回のひねりの動作で2秒**使う感じで

ADVICE

腕をひねれない人・痛みを感じる人は…

ひじを真っすぐ伸ばしつつ、両手を前に出し、「ちょうだい」のポーズ

❶ 腕を内側へ回し親指は下に向ける。
このとき手の甲は、内側にくる。
2秒かけて行う

❷ 2秒かけて元に戻す。以下①②を繰り返す

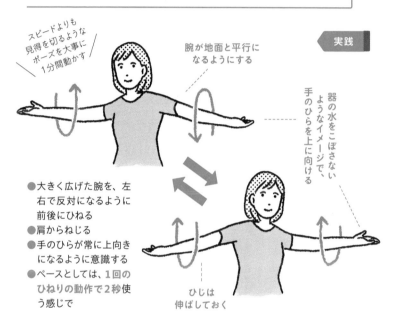

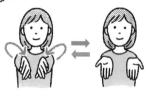

＼ 最後の仕上げに… ／

大の字ジャンプ！

エネルギー切れまで

あと **1** 分

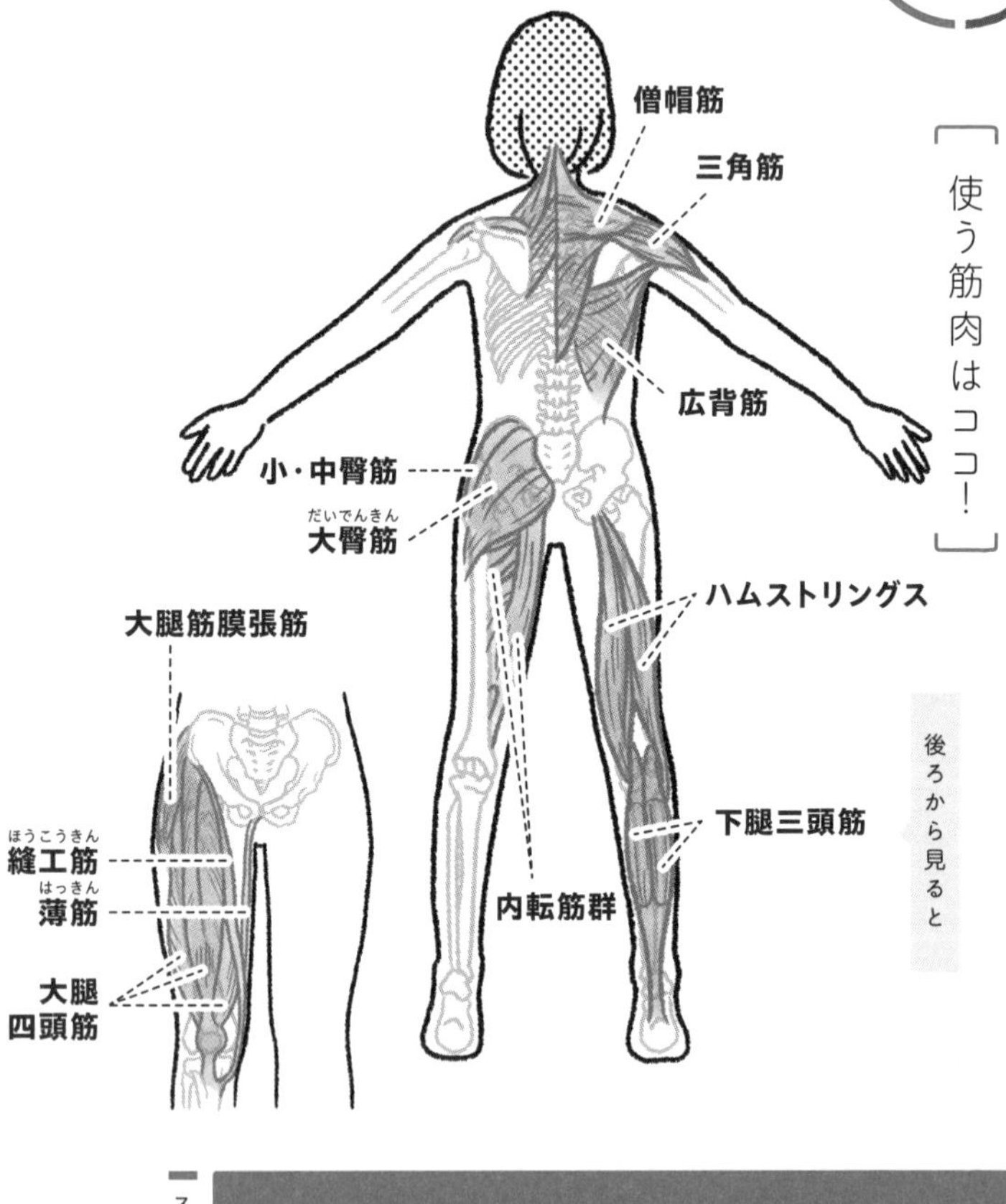

使う筋肉はココ！
僧帽筋
三角筋
広背筋
小・中臀筋
大臀筋《だいでんきん》
ハムストリングス
内転筋群
下腿三頭筋
後ろから見ると
大腿筋膜張筋
縫工筋《ほうこうきん》
薄筋《はっきん》
大腿四頭筋

ストレッチのコツ

- **POINT 1** スピーディーに行う
- **POINT 2** 手と足の順番を間違えないようにする
- **POINT 3** 全身の筋肉を意識する

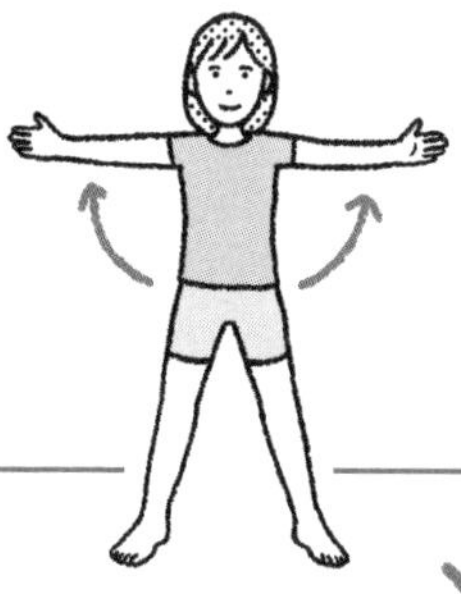

準備ポーズ

腕を水平に広げ、足を肩幅まで開く。このときアゴを引いてできるだけ胸を張る

実践

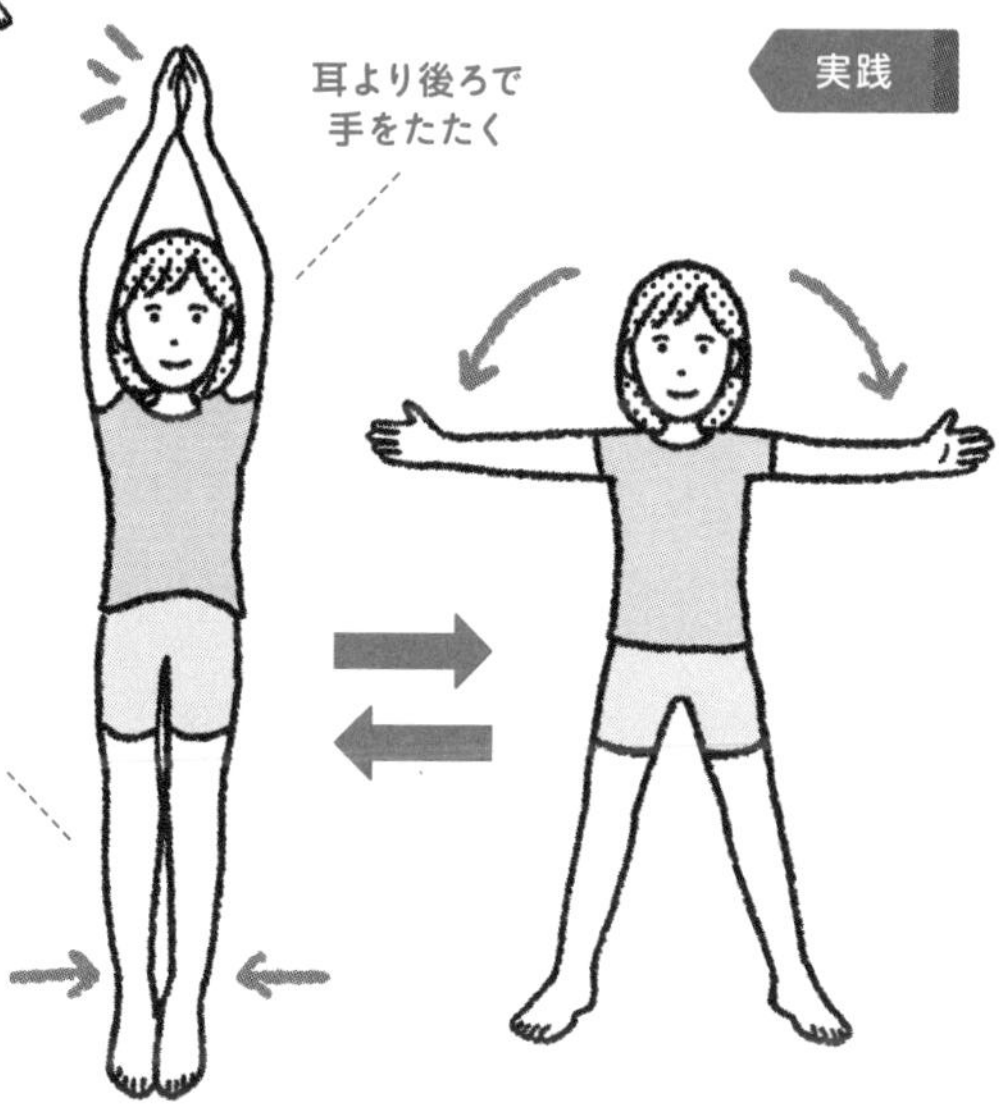
耳より後ろで
手をたたく
ジャンプは高くしなくてよいが、
一瞬でもいいので足の裏と床が
完全に離れた状態にする

● ジャンプして頭上で手をたたき、足を閉じる
● 着地時は腕を広げ、足は肩幅まで広げる
● 以下、同様に繰り返すが、素早く行うことを意識する。**1分間に60回程度**ジャンプできるとよい

ADVICE

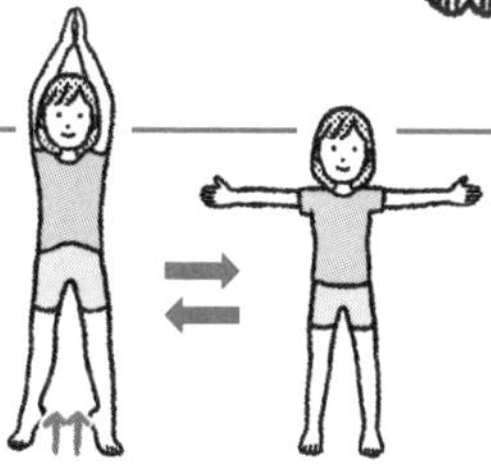

ジャンプできない人は…

1. 手をたたくタイミングで、かかとを上げる
2. 腕を広げたら、かかとを床につける
3. かかとを上げる回数は1分間に60回程度

腕が上がらない人は…

1. ひじは直角に曲げたままにする
2. ジャンプでは手をたたかず、ひじを合わせる
3. 1分間に60回程度ジャンプする

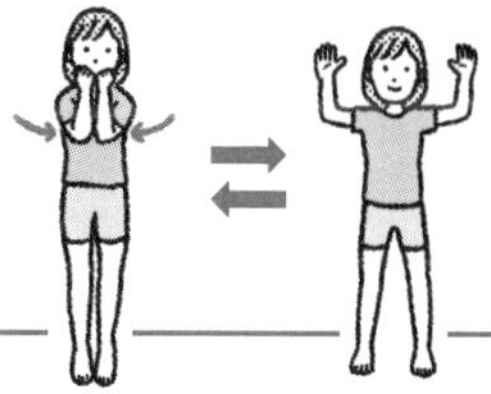

第5章

「ワキもみ&ストレッチ」による快眠で心も体も軽い晴れやかな毎日が送れる

ワキもみで血色のいい小顔美人になれる

睡眠時間を確保して、夜通しぐっすり熟睡できると、成長ホルモンがしっかり分泌され、髪や肌にもツヤが現れてきたりします。そしてそんな睡眠のパワーを後押しするかのように、ワキもみは小顔を作ってくれるのです。

多くの人は、気が付いていないだけで顔にむくみがあります。肩まわりの血流がコリによって巡りが悪くなり滞ってしまうと、**顔や首、デコルテ（首筋から肩まわり、胸上ラインまでの部分）までむくませてしまう**のです。

コリで盛り上がった肩まわりの筋肉のせいで首の長さが短くなり、引っ張られた筋肉によっていかり肩に見え、顔はくすみが発生して透明感はゼロ。**肩のコリは、美容に関しても百害あって一利なし**です。もちろんこれは女性に限った話ではなく、男性にも同じことが言えます。

若いうちは肩のコリがあっても、血管や内臓の機能が高いので多少強引にでも血液が流れますが、体力の衰え始める40代以降には、顔の変化は顕著に現れます。なかなか消えないシミも、血行が悪く新陳代謝が活発ではないせいです。増えてきた抜け毛も、顔や頭の血行不良により頭皮環境が悪化したのが原因です。暗く見える表情も、顔の筋肉がコリによって固まってしまい、笑っているつもりでも表情筋が動かせないせいなのです。

だからこそ、ワキをもんで肩コリを解消し、まず顔まわりのむくみを取る。そして肩や首や顔や頭の血行を促進するのです。

でも思い出してください。ワキもみは、マジックやおまじないなどではなく、**もともとのその人のポテンシャルを引き出しているだけの行為。**髪や肌のツヤも、チークいらずの血色のいい顔色も、ほんのり赤い唇も、むくみのないふっくらとした弾力も、もともとは誰もが持っているものなのです。

それを肩のコリが妨害している。だからこそ、ほぐして解消することで、自らのリミッターを解除しましょう。

▼ワキもみ&ストレッチで高血圧の薬を手放せた

リラクゼーションサロンやボディケアサロンに初めて行くと、たいてい「免責事項」というものに署名をしていただくことになります。

免責事項には主に「妊娠の有無、ケガや病気の有無、触ってはいけない場所」を尋《たず》ねる欄があります。中には服用している薬の種類まで書く場合もあるのですが、60代女性のTさんがこう尋ねてきました。

「私、高血圧の薬を飲んでるのですが、もまれても大丈夫でしょうか？」

不安そうなその表情の中にも、期待を込めた眼差しが見えます。私が「高血圧のどんなお薬ですか？」と聞くと「血液をサラサラにする薬です」と教えてくれました。

「もみほぐしを受けるのをお医者様に止められていなければ大丈夫ですよ。でも念のため、もし途中でご気分が悪くなるようでしたら、すぐに教えてくださいね」

私の言葉にTさんは安心したのか「よかった、ならお願いします」とほほ笑んでくれました。

Tさん曰く、「味が濃い食べ物が好きで、運動もめったにしない。若い頃はそれでも体重が増えるだけで済んでいたけど、おばあさんになるともうダメね。心臓が危ないのよ」と教えてくれました。

60代でおばあさんだなんて早すぎる気もしますが、Tさんの見た目はもっと年上に見られることが多いそうです。

高血圧ということで、様子を見ながらゆっくり全身をもみほぐすと、Tさんはとっても喜んでくれました。「もまれると、こんなに体が軽くなるのね。なんだか昔に若返ったみたい。ありがとう」と優しくニコニコと満足げに感想を伝えてくれました。

私は嬉しくなって「実はご自宅でも、体がラクになれるセルフケアがありますよ」とワキもみを教えて差し上げました。

それから3か月後。すっかり見た目が若返ったTさんが、お顔を見せにきてくれました。

「Tさ～ん！　お元気そうで何よりです」。Tさんのもとへ小走りで駆け寄ると、Tさんは「実はあれから、高血圧の薬を飲んでないのよ。お医者さんにも褒《ほ》めてもらって、恥ずかしながらダイエットも始めたのよ」とフフフとほころんでご機嫌な様子でした。

お薬を飲んでおらず、ダイエットを始められたせいか、歩くスピードも少し速くなられて、ひざの痛みも軽減されたようでした。「最近は心臓も調子がいいし、畑仕事をまた始めたのよ。なんだか懐かしいわ〜」とも。

それからはたまに、「ごめんなさいね〜。自分でワキをもんでるから、あなたにもまれなくても間に合っちゃうのよ〜」と言いながら、畑の収穫物を持ってお店に遊びにきてくれます。Tさんは間違いなく心も体も健康になりました。

人にもまれるのは気持ちがいいし、自分の届かない場所にも手が届くぶん「調子が悪くなったら、またお店に行けばいいや」と思いがちです。

しかし、**コリなどの不調を見極め上手に付き合い、自分の健康を増進**していただけるように寄り添うのが、セラピストとしての本当のお仕事だと、私は思っています。

私は医者ではないので、お客様の病気やケガを治すことはできません。でも、病気やケガでもない不健康以上病気未満の方々に、少しでもこのような意識を持っていただき健康になってもらうことが、本当に嬉しく感じるのです。

病気になる前に、ケガをする前に、ぜひ一度、ご自分の健康を見直していただければと思います。

▼寝付きがいいと、やりたいことが湧き出てくる

私のお店では「2〜3時間は寝れないことを見越していつも早めに床についていた時間が、好きなことに使えるようになって本当に嬉しい」というお声をよく聞かせてもらいます。

「眠れなかった時間を資格取得に向けて勉強し始めました」「子ども用にかわいいお弁当を作ることができたんです！」と報告してくれるお客様たちは、今まで「やりたいけどその時間がなかった」というお客様たちです。

眠れなかった頃は眠りたいという気持ちに貪欲で、どんなことを試してでも眠りを手に入れたいと思う時間だったはずです。しかし、寝付きがよくなり眠れるようになると「ただ眠るのがもったいない」と変化するのも面白いところ。

寝付くのに2時間で睡眠時間は5時間と、計7時間をベッドの上で過ごしていたところを、寝付くのに0時間で睡眠時間7時間となったら普通は「睡眠時間が増えてよかったな」と思うはず。

ところが寝付きがよくなるだけでなく夜通しぐっすり熟睡すると、朝の不調が

全く感じられなくなり「やりたかったことが、もっとできるかも!」という欲張りのような気持ちになってしまうようです。

「4時間睡眠で毎日生きるのに必死な生活をしていましたが、『寝ようと思えば眠れる』とわかったことで、眠れなかった時間を1時間だけ資格を取るための時間にしました」という会社員のTさんは、毎日の帰宅は22時頃で24時にベッドに入っても眠るのに2時間はかかっていたそうです。

しかし私の店にきたことによって「正しい眠り方」を学んだ日から、そんな悩みが嘘のようになくなったそう。「眠れなかった無駄な2時間を、1時間だけ勉強して1時間早く眠るようにしたんです」とTさんは自慢げに教えてくれました。

とは言え「だとしても5時間睡眠は心配ですね…。資格勉強は毎日しているのですか?」と尋ねると、Tさんからは「実は今、7時間寝ています」と意外な答えが返ってきました。

寝付きがいいと睡眠時間が長くなります。そればかりか、「寝ようと思えばすぐに眠れる」というお守りのような効果が、睡眠時間をのばしながら自分が本当にやりたかったことの時間も作ってくれているのです。

「寝起きが本当によくなったんです。朝ごはんも食べられるようになって、午前中の集中力が格段に上がったような気がします。昼からは、朝からのいい流れでゆっくりですがきちんと仕事を進められるようになって、実はほとんど残業もしていません。あっても夜8時には帰っているんです」とのことでした。

でも実はこれは珍しい話ではなく、寝付きがよくなり熟睡感を味わうと「何かやってみたいな」というすごく前向きな気持ちに皆さんさせられるのです。

▼熟睡できると体も心も軽くなる

体にいい疲れを与えてぐっすり熟睡した日の朝は、清々しい気持ちで最高の1日を過ごせることでしょう。

疲れには、「運動による体にいい疲れ」と「運動不足による体に悪い疲れ」とがあるとお伝えしましたが、心にも「いい疲れ」と「悪い疲れ」があります。

心のいい疲れ、それは「達成感」です。目標に向かって努力し、それが達成できた時は、精神疲労やストレスを凌駕《りょうが》するほどの心の快感に繋がるのです。

お店の常連様で平均体重より少し重めの48歳男性のNさんは、体が硬く和式のトイレが利用できないほど関節がコリ固まっている方でした。当然夜も眠れず、テレビのリモコンを取るのに腕を伸ばすだけでも「いてて」と声が出るような状況だったそうです。

しかし、そんなNさんがワキもみ&ストレッチを実践したところ、眠れるようになったことはもちろん、みるみるうちに体の痛みが変わっていったそうです。最初のころはバンザイのポーズすらできなかったNさん。両腕を上げるとマイケル・ジャクソンの『スリラー』のマネをしているかと勘違いするほど腕が上がっていませんでした。Nさんは「やっぱり今更やったって無理だよね…」と諦めかけていましたが、努力は自分を裏切りません。

毎日毎日繰り返し、ほんの少しずつですが腕が上げられるようになり、足首を持ちながらお尻を上げられるようになってきたのです。

目に見えて変化が現れるようになった頃、Nさんが「実は僕、ロードバイクで通勤するのが夢だったんだよね」と照れ臭そうに打ち明けてくれました。

「でも体が硬くて前傾姿勢に不安があったし、膝が痛くなるのも嫌だなって思ってて。ストレッチしなきゃって思うものの、でも実際何をしたらいいんだろうって、ずっとやらないできてしまって。でも今更になるけど、乗れるんじゃないかと思って」と、わざわざバイクウェアまで持ってきて見せてくれました。『スリラー』をしていた頃のNさんでは結び付かないような体の変化と素敵な夢に、聞いていて私自身とても嬉しくなりました。「いいですねぇ！　全然『今更』じゃないですよ。素敵だと思います☆」。興奮する私に、Nさんもとても嬉しそうでした。

それから、Nさんはロードバイクが趣味になりました。熟睡できることで朝が起きやすくなり、週3回ほどストレス発散に近所の河川敷を走っているそうです。「今日はタイムが縮んだ」「明日は違うコースにしてみようと思って」「今度大会にエントリーしようかな」と、自由が利く体になったことで動くことを楽しめるNさんになっていきました。

お風呂前のダイナミックストレッチも今や習慣になっているそうで、「バイクで姿勢が固まらないよう、毎日ちゃんと伸ばしておかないと」と体に対する意識も変わっていきました。

眠れることはもちろん、体にいい疲れを与え慣れると、心にも達成感や充実感を味わわせることができるようになるのです。

皆さんの中にも、最初は腕が上がらなかったりコリや張りのせいで、ダイナミックストレッチやワキもみが上手くできない場合があるかもしれません。ですが続けることで、眠りにも体にも心にも達成感を感じられるようになるのです。

▼熟睡できると家でのイライラが解消される

「まなさんは、旦那さんへの朝のイラつきってどうしてます？」。開口一番、真顔で聞いてくるWさん。私より少し年下の30代前半の新婚の女性です。

「あいにくですが、私は朝から主人にイラついたりしないんです…」と申しわけなさそうに伝えると「そんなことってあるの!?」と、私に疑いの眼差しを向けつつ、諦めたように笑いながらお返事してくださいました。

「旦那と同じベッドで寝てるせいか、本当に眠れないんだよね…。でも旦那に言いにくいじゃん？」と困ったようにため息を吐くWさん。

実はWさんは、子どもの頃から自分の部屋があるご家庭で育ったそうです。人と同じベッドで寝たのは幼稚園が最後の記憶らしく、大人になって一人暮らしをしてからは、より「おひとりさま」のライフスタイルに慣れてしまったそうでした。

「ベッドでスマホ使われると本当にムカつくんだよね。私寝る時には真っ暗が好きだから、スマホの明かりでも眠れなくなっちゃう。早く寝ようと思ってストレッチもしてるんだけど、それでも旦那が気になっちゃって。こっちはすっごく眠くなってるのに、『もしかして私を眠らせないようにしてるの？』って思っちゃうほどイライラしてくるんだよね」

眠れない時に感じるストレスも苦痛ですが、眠いのに眠らせてもらえないと思ってしまう時のストレスをともなう辛酸は、耐え難いものがあると思います。

「ベッドを別にしたいとは言いにくい。でもこのままだと眠れない…」

Wさんと一緒になって考えた末に出した答えは、「旦那さんにダイナミックストレッチをやってもらう」でした。

ベッドでスマホを触るのは、眠るまでの時間つぶしをしている証拠です。もし本当に純粋に動画やゲームを楽しみたいなら、ベッドではなくリビングのソファでもいいはずですから。だったら、その時間つぶしをしなくてもいいくらい、早く寝付ければいいのです。

「それだーっ!!」とWさんは本当に嬉しそうに、「これから夫婦でダイナミックストレッチしてみる！」と明るい笑顔で帰ってくださいました。

その後のWさんは健康そのもの。ご夫婦2人ですぐに寝付けるようになり、ベッドでスマホを触る旦那さんはもういないとのこと。朝もイライラしないどころか、朝から笑いが増えたそうです。

夫婦関係に問題がある場合の睡眠の悩みは、どちらか片方だけの努力では解決しないことが多くあります。病める時も健やかなる時も、夫婦で一緒に課題に取り組むことが、幸せな結婚生活に大切なものなのかもしれません。

夫婦で熟睡できると、笑顔と笑い声で家中が明るくなります。毎日過ごす時間だからこそ、ストレスやイライラのない時間にしたいものですね。

▼ダイナミックストレッチが生んだ奇跡の激ヤセ

「ダイナミックストレッチって何キロカロリー消費するの？」
これは万年《まんねん》ダイエットをしている友人からの質問でした。
私「正確にはわからないけど、なんで？」
友人「いや、次のダイエットでダイナミックストレッチやってみようかなって」
『次のダイエット』というワードが少し引っ掛かりましたが、何事も何回もチャレンジするメンタルは素晴らしい。私が思う友人の好きなところです。
ただ、残念ながらダイナミックストレッチでダイエットができるかと聞かれると、それは私にも難しいところ。ダイナミックストレッチの本来の働きは、あくまで「準備運動」であり、有酸素運動にはなるものの、それほどの強度はない動きだからです。
私「うーん、ごめんけど、たぶんやせないかも。早く寝て熟睡できれば『やせやすくなる』だけで『やせる』わけではないし…」
友人「ふーん、そっかぁ。でも早く眠れるならやってみるわ」

そんな会話をしてコロナ禍期間になり3年ぶりに再会した友人は、マイナス15kgという激ヤセを成功させていたのです。

「えっ、誰かと思った…（笑）。成功してるじゃん！ ダイエット」と興奮する私に、友人は「成功したね（笑）ってかダイナミックストレッチしかしとらんし」と、お得意の名古屋弁で得意げに教えてくれました。

しかし、ダイナミックストレッチで激ヤセとはにわかに信じがたい。先ほども申し上げた通り、強度が高くない運動なので、寝るためのエネルギー消費はできても、ダイエットのためのエネルギー消費は全然足りないはずだからです。

「本当にダイナミックストレッチ？ 他に筋トレとかジョギングとか頑張ったんじゃないの？」と、真実を確かめようとする私に、友人はにんまりと笑って答えてくれました。

「本当にダイナミックストレッチしかしてないよ。ただ毎日1時間くらいやったけど（笑）」

思わぬ答えに顔を見合わせ、笑い合ってしまいました。

確かに、眠るために5分でいいものを1時間もやればエネルギー消費が大きくなります。とはいえ、それも並大抵の気持ちではできません。

私「今回のダイエットは本気だったんだね（笑）」

友人「うん！　自分でも他人事のように驚いてる」

3年ぶりの友人の笑顔に嬉しくなりながら、新しい彼女の人生の出発をお祝いしました。

それからも彼女はダイナミックストレッチを1日30分続けているらしく、リバウンドはしていないそうです。

本来はダイエットのためのストレッチではなかったのですが、体全体を使った動きは健康を増進します。これからの時代、健康寿命を延ばしていくためにも、あながち間違いではないストレッチなのかもしれません。

ワキもみでゴルフの飛距離がのびた

「ワキをもむと、こんなにいいことがある！」なんて書かれると、怪しい勧誘のように感じてしまい、疑いたくなる人もいるかもしれませんが、これらは全て本当の話です。もちろん、ワキをもんだ時に起こる「いいこと」を、「幸運が舞い込む」というようにとらえてしまっては、その事実はありません。

ワキをもむ理由は、肩コリを解消するため。この肩コリが解消されることで、本来の体に戻るという意味で「いいこと」が起こるのです。

私のお客様に、大会によく出るほどゴルフに夢中な人が2人います。1人は、仕事の空いている時期や閑散期には、コースを回って練習したり打ちっぱなしに行ったりと、自分の時間の全てをゴルフに費やすIさん。もう1人は、好きだけどほどほどに楽しみながら、ゴルフ以外にも趣味のあるEさんです。

でもIさんとEさんでは、実はEさんのほうが成績がいいのだそう。「あいつは全然頑張ってないのに、なんでかスコアがいつもいい。キャディさんも当たりの人ばかりだし」これがIさんの口癖でした。その日はたまたまIさんも荒れていて、いつもよりもEさんへのコメントが辛口でした。

「俺のほうが高いクラブ使ってるのに!」「俺のほうが真剣にゴルフに向き合ってるのに」「俺のほうが練習してるのに…」。そんな言葉の中で、Iさんはポツリと「いいよな、運がいい奴は」とつぶやく声が聞こえました。そんなIさんに、私はついうっかり「じゃあIさんの運を呼び寄せましょうか?」と答えてしまったのです。

「運を呼ぶだぁ？　できるわけねーだろ！」と笑うＩさんでしたが、「で、どうやったら勝てるの？」と聞いてくれました。

「これはＩさんだからできる、おまじないです。これから毎晩、眠る前にワキをもんでください。そうすれば、スコアをのばせますよ」と私が答えると、Ｉさんは「ワキ？　くだらね～まじないだなぁ。んなモンで上手くなるわけないじゃん！」と失笑していたのを、私は覚えています。

それから2か月後。再びＩさんが来店された時、「今日調子が悪い場所はどこですか？」とお尋ねしようとした矢先に「ワキってなんかツボなの？　スピリチュアルの何か？　ってか、本当にスコアのびたんだけど！」と、前のめりになって教えてくれました。

「ホラ、おまじないがきいたでしょ？」とニコリと微笑みつつ、ああは言っても本当に夜な夜なもんでくれていたＩさんが可愛らしく思えてきました。

Ｉさんは「どんなまじない？　なんで、なんでワキ？？」とタネ明かしを求めてきましたが、私は「秘密のおまじないなので」と言ってそれ以上は話してあげませんでした。

Iさんのスコアがのびた理由。それは肩コリを解消したからです。ゴルフは勢いを付けて回す腰はもちろん、打つ前の姿勢により肩や首もコリやすい。それをワキもみで解消したことにより、Iさんは本来の自分自身の筋肉のしなやかさを発揮できたのでした。

ワキもみは、おまじないなんかではありません。その人本来のポテンシャルを引き出す方法なのです。

「それで、Eさんには勝てたんですか?」と尋ねると、「さすがにそれは無理だったわぁ。いやほんとムカつく奴なんだよ」と、スコアがのびてもIさんの小言は止まりません。

「実のところ、Eさんは毎週お店にもまれにきているんですよ」と言うのは、おまじないのタネ明かし以上に内緒にしています。

▼知らなかった「本当の健康」と出会う

十分な睡眠が取れると、エネルギーが回復するばかりか肌質や髪質もよくなり顔色も改善されます。免疫力も向上し、病気を遠ざけます。新陳代謝が活発になり、ダイエットも成功しやすくなります。

ところで「健康」というと、皆さんはどんな状態を思い浮かべますか？　病気でなければ健康ですか？　実は健康とは、単に「病気じゃない」だけでは健康な状態とはいえないのです。

1947年に採択されたWHO憲章では、「健康とは、病気でないとか、弱っていないということではなく、肉体的にも、精神的にも、そして社会的にも、すべてが満たされた状態にあるといったこと」を健康の定義としています。

「肉体的」「精神的」「社会的」のどれか一つでも欠けてしまえば「健康」の定義からは外れてしまうだなんて…、これって結構、難易度が高いと思いませんか？

でも、ここまで読んでくれた皆さんならもうわかるはず。この本は、単純に眠るためだけの本ではないことを。ダイナミックストレッチで体にいい疲れを与え、血流をよくするためにコリを解消すると、体の痛みや不快感からも解放され、寝起きに感じる不調がなくなって朝からハツラツとした気持ちを持てるようになるからです。

それが家族や友人、職場の人に伝わりあなたの印象が今まで以上に「見ていて気持ちのいい人」に変わり、周りからの挨拶や声掛けが増えるはず。結果としてあなたは肉体的にだけでなく、精神的にも社会的にも満たされるようになるのです。

人生において十分な睡眠を取ることはとても大切です。しかし、グッスリ眠れただけでは、真の健康とは呼べないのです。「起床後からヤル気に満ち溢れ、その姿が社会的にも評価される」。そこまで実現して、やっと健康と呼べるのです。

▼ベッドこそ最高のパワースポット

皆さんは元気がなかったりツイてないなと思ったりする時、神様や目に見えないものの力をお借りしたくて「パワースポット」へ行ったことはありますか？行けば必ず元気になれる、見れば必ず運気が上がるような、お気に入りのエネルギースポットを、皆さんはお持ちでしょうか？

実は私は、どんなに元気や運がないと感じていても、神社や仏閣に参拝したことはありません。なぜならば、どんな場所でも「好き」だと思う場所が私にとってのパワースポットだからです。

自分の家に、お気に入りのパン屋さんに、お気に入りの喫茶店。落ち込んだ時や元気がない時も「お気に入りの場所」に行くことで、私はパワーチャージしています。

中でもベッドは、私にとって格別なパワースポット。1日の終わりに布団にくるまれて、「今日もありがとうございました」とつぶやいてから眠るのが、私の毎晩の習慣です。

これは私のおまじないみたいなもので、今日も1日見守ってくれたであろう、亡くなった母への「ありがとう」を伝える場所がベッドの上なのです。

昔お世話になったお坊さんに「ふと故人を思い出す時は、その人がそばにいるからですよ」と教えてもらったことがありました。その時は「ふーん」くらいにしか思っていなかったし、「非科学的なことを言うなぁ。まぁそういう商売だからかなぁ」なんて斜に構えていましたが、たびたび急に母を思い出す時があると、それは決まって夜眠る前にベッドで布団にくるまれている時だったのです。

母子家庭で3人きょうだいの末っ子だった私は、子どもの頃はいつも姉と兄に母を取られていて、しょっちゅうすねたりしていました。しかし夜になると、「今日は学校楽しかった？」「放課後は誰と遊んだの？」と母と一緒の掛け布団にくるまれてお話ししていた時間が、母を独り占めできる唯一の時間だったのです。

そんなこともあって、夜な夜な母のことを思い出すと、「もしかして『今日は仕事どうだった？』なんて聞かれているのかな」と、少し寂しくも心が温かくなることがあったのです。

それ以来、母が心配しないように「今日も見守ってくれてありがとう」を伝えてから眠るのが、私の日課になりました。

神社では、願いが叶った時には「お礼参り」をしなくてはなりません。願いが叶った報告と、叶えてくれたお礼にご挨拶に伺うというものです。

今日を生きることは特別なことでもなく、願いが叶ったかのような最高の1日ではないかもしれません。しかし、今日も生きてベッドで眠れるという幸せは、見えない誰かによって守られているからとも考えられます。

もしかしたら皆さんも、今日眠る前に大切だった故人を思い出すかもしれません。その時は、どうぞ故人に「ありがとう」を伝えてください。

これからは毎日気持ちよく寝落ちして、夜通しぐっすり熟睡し、朝から完璧に疲労回復することで、夢に見たような毎日が無理なく実現できるようになるでしょう。今まで眠れずにヤキモキした時間は、これからあなたの人生を輝かせる時間へと変貌を遂げるのです。

その第一歩として、このワキもみ&ストレッチ快眠法が、あなたの人生のお力になれることを願っています。

おわりに　――「睡眠が世界を救う」は、決して大げさなことではありません。

突然ですが、私は「人というものは本来、善なる生き物だ」という性善説の考えを持って生きています。相手が誰であれ、優しくし、思いやりを持ち、許し、分け与え、愛を注ぐことができるのが、本来の人というものだと思っているからです。

とはいえ、世の中は当然そんな人で溢れているわけではありません。争いや憎しみ、戦争や対立は世界中のどこかで常に起きていて、現実は悲しいものです。

でもそうなってしまう原因は、きっと過剰なまでの悪い疲れのせいだと思うのです。そんな悪い疲れが、人をイライラさせ、人をいじわるにさせ、人を醜い悪に染めてしまう、本気でそう思っています。

このようにして、あなたは誰かによって嫌な思いをしているかもしれません。あるいは残念なことに、あなたが、誰かに悲しい思いをさせているかもしれません。

でもそれは全て、異常なまでの悪い疲れのせいだと思います。あなたや誰かのせいではありません。

ぐっすりゆっくり睡眠を取って、肉体的にも精神的にも疲れを解消する。そうすれば、満ち足りた人生が訪れます。結果として、自分自身にも見知らぬ誰かにも、優しくなれる世界を作れるはずなのです。

私の知識や経験が、どうかこの本を読む人のお力になれますように…。それを一番にお伝えしたく、この本を書きました。

この本を書くにあたり、熱意や想いしかなかった私に、様々なアドバイスやご指導をしてくださった皆様に感謝を申し上げます。出版ゼミのブックオリティ・学長タカトモさん、ディレクター・平城さん、もみほぐしの技術の師匠こと川島朋恵さん、経営・運営の師匠こと稲吉正一さん、企画書イラスト協力者の酒井さやかさん、まさ【アトリエｏｒｃａ】さん、母が亡くなったあと3人きょうだいを支えてくれた永津夫妻、執筆を支えてくれた編集者の杉浦博道さん。辛抱強い主人に、たくさんの友だち、お客様、スタッフのみんな、家の猫たち、本当に本当に、心からのお礼を申し上げます。

一人でも多くの方が、自分自身や大切な人に優しくできる人生を歩めますように。

２０２４年1月　駒田まな

瞬眠！ワキもみ＆ストレッチ

2024年2月13日　第1刷発行

著者　駒田まな
発行人　土屋 徹
編集人　滝口勝弘
編集担当　杉浦博道
発行所　株式会社Gakken
〒141-8416　東京都品川区西五反田2-11-8
印刷所　中央精版印刷株式会社

●この本に関する各種お問い合わせ先
本の内容については、下記サイトのお問い合わせフォームよりお願いします。
https://www.corp-gakken.co.jp/contact/
在庫については　Tel 03-6431-1250(販売部)
不良品(落丁、乱丁)については　Tel 0570-000577
学研業務センター　〒354-0045　埼玉県入間郡三芳町上富279-1
上記以外のお問い合わせは　Tel 0570-056-710(学研グループ総合案内)

学研グループの書籍・雑誌についての新刊情報・詳細情報は、下記をご覧ください。
学研出版サイト　https://hon.gakken.jp/